Du même auteur

2020

Renessences

Evanescence

Reine infante, Homme abattu, familles à bât, Réflexions à propos des femmes maltraitantes

2019

L'homme battu, l'Homme abattu. Cyléon et la possession

Professionnels habilités criminels. Le violeur passe-droit

Sandra et le violeur en col blanc.

Suzon et le verre de laine. Clinique de flairs et de vairs d'une survie d'exil italien dénié.

Suzon et Suzette, clinique du délabrement par contingence des dyades silencieuses.

Sandra et le supplice de la honte.

Sandra ou le syndrome du fou du roi.

2018

Et les enfants ?

2017

Des chaines aux chênes. Psychotraumatisme, psychanalyse du commandement et prosopographie de l'officier supérieur.

Nelly Augusseau

L'in-fâme

Réflexions sur le déni de l'Auteur d'Infraction à Caractère Sexuel (AICS)

Edilivre

Cet ouvrage a été composé par Edilivre

194, avenue du Président Wilson – 93210 Saint-Denis
Tél. : 01 41 62 14 40 – Fax : 01 41 62 14 50
Mail : client@edilivre.com
www.edilivre.com

Imprimé en France
Texte intégral

Dépôt légal.

ISBN papier : 978-2-414-51264-5

Contexte d'œuvre

Cet ouvrage a été réalisé dans un contexte de recherche universitaire auprès :

— De professionnels experts :

• Des centres hospitaliers universitaires français de Toulouse et Montpellier, section médecine, psychiatrie et psychopathologie légale,

• Des Centres Ressources pour les Intervenants auprès des Auteurs de Violence Sexuelle d'Occitanie,

— De l'administration de l'université française Paul Sabatier, Toulouse III, Facultés des Corps de Santé.

Cet ouvrage a été réalisé sous la direction de recherche de *Barbara THOMAZEAU.*

Médecin psychiatre.

Centre Hospitalier de Thuir (66)

CRIAVS Perpignan (66).

Cet ouvrage a fait l'objet d'une lecture et validation auprès de spécialistes :

Cyril MANZANERA
Médecin Psychiatre, Docteur en droit privé et sciences criminelles,
Praticien hospitalier, Responsable du Dispositif de Soins Psychiatriques en établissement pénitentiaire et du Département d'Urgences et Post-Urgences Psychiatriques,
CHU Lapeyronie, Montpellier, 34
Membre du CRIAVS-Languedoc Roussillon et de l'AFPPN
Auteur de publications

Magali TEILLARD-DIRAT
Psychologue clinicienne spécialisée en criminologie et victimologie,
CRIAVS Languedoc Roussillon, Urgence et post urgence psychiatrique,
CHU Lapeyronie, Montpellier, 34
Auteur de publications

Anne PONSEILLE
Maître de conférences en Droit privé et sciences criminelles CERCOP à la Faculté de Droit et de Science Politique Université de Montpellier, 34

Auteur de publications

Remerciements

Je tiens à remercier Barbara Thomazeau, psychiatre pour son accompagnement régulier, et ses sollicitations qui venaient me chercher sur un terrain de travail qui était, compliqué, à effectuer.

Je remercie aussi l'équipe soignante de Perpignan pour la proposition d'intégration ponctuelle à des entretiens sur Perpignan et Narbonne, afin d'améliorer pratiques et connaissances lors d'entretiens cliniques auprès de sujets AICS en soins pénalement ordonnés.

Je remercie l'ensemble de l'équipe des experts en psycho pathologie légale pour leur soutien et accompagnement, tous Professionnels du Soin et/ou du Droit.

Je remercie enfin nommément et personnellement.

Jean Brissé SAINT MACARY,

Ami protecteur de ma grand-mère

Avisé et juste Conseil pour mon père

Grand Homme… qui a marqué mon enfance du sceau de l'intégrité, de la dignité, de la persévérance et de la réalité du monde.

Je remercie mes amis, soutiens indéfectibles et prépondérants.

Préface

« Bien s'occuper des victimes, c'est traiter les auteurs ».

Mathieu Lacambre[1]

---

[1] Extrait d'un livret AFPPN
Médecin Psychiatre, Praticien hospitalier, CHU Lapeyronie, Montpellier, 34
Membre du CRIAVS-Languedoc Roussillon et de l'AFPPN
Auteur de publications

Glossaire

AICS
Auteur d'infraction à caractère sexuel

AFPBN
Association Française de Psychiatrie Biologique et de Neuropsychopharmacologie.

CERCOP
Centre d'Études et de Recherches Comparatives Constitutionnelles et Politiques, créé en 1988 pour travailler sur la justice constitutionnelle.

CHU
Centre hospitalier universitaire.

CRIAVS
Centre ressources pour les intervenants auprès des auteurs de violence sexuelle. Service d'aide, pour les professionnels de santé, les professionnels du champ judiciaire, les professionnels du champ pénitentiaire, les professionnels médico-sociaux…

Témoignage

Témoignage en 1975, d'un passé du début du siècle dernier, de Jean Brissé Saint Macary, dans son livre *1m34.*

Il a alors plus de 70 ans :

« Pourquoi évoquer ces heures de collège que ce professeur cynique faisait lourdes de larmes et de peines ? Est-ce complaisance à réveiller ces mauvais rêves, où la rouge injustice le dispute à la noire malveillance ?

Je ne souhaite pas régler de comptes. (…) Chez un enfant de mon âge, dont la sensibilité est déjà bien fragile, la répercussion de tels procédés prit un caractère de tragédie désespérée. Le premier principe d'une publicité efficace impose qu'un message soit fréquemment martelé jusqu'à s'imposer de lui-même à la mémoire. Ainsi le leitmotiv de mes années de collège, qui m'obsédait comme l'air de la table de multiplication « un être malfaisant… un être mauvais… », fit de moi la victime inconsciente convaincue de son indignité. Longtemps, et bien plus tard encore dans ma vie d'homme, à l'heure des décisions difficiles, me revenait le message paralysant : ma volonté conduirait au malheur, mes mains saliraient ce qu'elles toucheraient…

L'autre raison est d'une autre importance, et j'ai longtemps hésité à la dire : elle dépasse cependant ma trop petite personne.

Quelques années après avoir quitté le collège, j'ai mené mon enquête pour essayer de comprendre et j'ai su le fin mot de la triste histoire. Je résumerai les faits pour n'en garder que les conclusions.

Ce professeur cultivait les « amitiés particulières » en un temps où l'on n'était pas léger avec ces mœurs qualifiées d'anormales ou de « contre nature ». Surpris un jour dans l'exercice de son penchant, il avait complètement perdu la tête, et, dans sa fuite précipitée et affolée, avait accidentellement tué l'enfant complice.

C'était l'époque où venait d'être votée la loi de Séparation des Eglises et de l'Etat, et le climat général n'aurait pas supporté la révélation de la vérité ; ainsi du moins avaient pensé les autorités supérieures qui décidèrent d'atténuer le scandale en choisissant un coupable à demi responsable : un frère entrant en gâtisme. Le vieil homme – âme admirable en tout cas – se laissa mettre en accusation sans mot dire, puis emprisonner pour l'Honneur de Dieu et du collège, tandis qu'on se contentait d'exiler à l'étranger le vrai coupable. Et le scandale s'endormit du mauvais sommeil de l'injustice.

Pendant la guerre de 1914-1918, les collèges perdirent leurs cadres, et l'on fît appel à ce professeur criminel pour combler les vides. Dès lors, et peu à peu, il réussit à prendre sur l'ensemble de ses collègues et sur le directeur lui-même un ascendant, bientôt une arrogance, fondés sur le chantage à la complicité du meurtre.

La justice immanente pour une fois veillait : des parents découvrirent un jour leur enfant en train de recevoir une leçon doublement particulière. Il n'y avait plus cette fois de coupable de rechange…

Le professeur réussit à s'enfuir, pour se mieux retrouver sans doute seul en face de lui-même. C'est un pendu qu'on découvrit plus tard, se balançant à quelques pas de la maison de sa nourrice.

De « son » mal personne ne s'en rie, Mais priez Dieu...

Voilà la triste histoire du bourreau des petits enfants laids, que j'ai dite pour la leçon à prendre, et pour elle seule.

Le petit doigt dans l'engrenage des complicités, et l'âme est emportée tout entière, sans que nul n'y puisse rien » (Saint Macary[2], 1975 : 26, 27, 28)

---

[2] Jean Brissé Saint Macary, issu d'une très vieille famille bordelaise, nait nain. Ses parents sont très soutenants. Fils du Médecin Général militaire Saint Macary, il devint tireur d'élite, montagnard aguerri, passionné d'histoire géographie, et aussi docteur en droit en 1929, à Bordeaux avec médaille d'or. Il choisit le notariat, ses confrères le rejettent. Déni de faciès, de nanisme. Il devient moine trappiste en 1930, au Monastère Sainte Marie du Désert, puis moine trappiste dans la vie civile, et notaire en 1937. Vincent Auriol, Ministre de la Justice, s'oppose et veut lui faire fermer son étude. Remaniement ministériel. Saint Macary est admis notaire par le Ministère de la Justice. Un confrère fou de rage vient le tabasser... Il se rapproche du ministère de l'agriculture, il est campagnard. Toujours fervent défenseur de la ruralité, et d'une économie à remodeler pour la soutenir, de 1943 à 1952, il devient professeur d'économie à l'école d'agriculture de Purpan, Toulouse. En 1948, Jean Chaine, Conseiller Général du Rhône, et Président du conseil supérieur du notariat, lui demande de revenir au notariat, à ses côtés. En 1956, Jean est membre du Conseil supérieur du notariat, avec les félicitations du Ministre de la Justice de l'époque Martineau-Deplat. Il devient Vice-président de la Chambre des Notaires de France, Conseiller auprès des Ministres de la Justice et de l'Agriculture.
Pendant la guerre, il est refusé dans les armes, pour son nanisme, alors qu'il est tireur d'élite ! Comme il est aussi montagnard, chevronné, il accueille et fera aussi traverser les Pyrénées à de nombreux réfugiés, « juifs en fuite, aviateurs en cavale », en se coordonnant avec le diocèse toulousain le COSOR, et le CICR. Jean Brissé Saint Macary est mort le plus vieux nain de France, il a donné son corps à la science.

Introduction

Comment peut-on passer du crime au déni ?

Le déni peut être temporaire, durable, définitif. Il est évolutif, et aussi possiblement figé. Comment traiter un sujet en déni ? Soin, refus de soin, déni de réalité : comment peut-on soigner un sujet AICS dans le déni ? Quel est le positionnement du soignant ? Autant de questions auxquelles ce mémoire va tenter de répondre.

Il s'agit ici d'étudier, le déni en cas d'infraction à caractère sexuel (AICS). La réflexion se base initialement sur le cas du déni de l'AICS. Pourquoi et comment se positionne-t-il ainsi ? Est-ce un affront aux victimes, une défense ferme et définitive qui forme un mur et bloque la parole ? Ou est-ce une réaction inconsciente de l'AICS soit qu'il ne ment pas mais pense réellement ne pas être auteur de ce pourquoi il est pénalisé ?

Après avoir mieux défini le déni, et le sens qu'il revêt pour le sujet AICS, il s'agit de comprendre la position thérapeutique constructive dans ce type de relation de soins. La prise en charge en soins ne s'improvise pas…

La problématique de la relation thérapeutique auprès de l'auteur d'infraction à caractère sexuel ?

Cheminement

« *La pathologie inhérente aux agressions sexuelles a la réputation d'être inaccessible à un traitement, sauf pour un petit nombre de cas. Or, les idées à priori, les contre-attitudes des thérapeutes à l'égard des actes commis jouent un rôle déterminant dans l'établissement d'une relation qui peut devenir thérapeutique. Il est vrai que celle-ci est difficile, entre compréhension d'une détresse cachée et vigilance excluant toute naïveté. Toute relation n'est pas en elle-même soignante, loin s'en faut. Et si l'on veut répondre à la loi générale de la psychiatrie, « l'écoute de la souffrance », il faut savoir aller chercher ladite souffrance derrière les masques de la simulation, du triomphe, du déni* ». (Balier, 2000 : 85)

Comment travailler auprès de l'AICS ? Comment aborder ce sujet dans la relation thérapeutique ? Comment créer une relation thérapeutique avec un sujet AICS ? Voilà un questionnement sans réponse depuis plusieurs années.

Autant de questions parcourues qui restent encore tellement individu-dépendantes.

La formation professionnelle soignante, pratique, et théorique, initiale, ne permet pas de répondre à ces questions. De plus, le doute et le manque de légitimité remplissent l'espace thérapeutique au point de refuser de prendre en soins ces patients. La nécessité de formation ciblée est évidente. Mais, même, au travers de l'apprentissage théorique, les questions précédentes se réitèrent. Elles s'éclaircissent.

Toutefois, d'autres, latentes et bien réelles demeurent : comment aborder la relation thérapeutique auprès d'un AICS dans le déni des faits pour lesquels il est condamné ? Cela semble à priori aberrant de soigner une personne en refus, en résistance, en déni. Existe-t-il une méthode, un positionnement professionnel adéquat ? Quelles sont les raisons et les possibles évolutions de ce déni ? Ce déni est-il total, partiel, temporaire ?

Là encore, tout un amas de questionnements complexes et individu-dépendants du sujet AICS auxquels cet ouvrage tente de répondre en s'appuyant sur des écrits de professionnels avertis, tels Balier [3] et Ciavaldini [4], et un accompagnement par des professionnels experts des CRIAVS d'Occitanie.

Autrement dit, si l'AICS passe du crime au déni, comment le faire discuter, et passer du déni au crime, dans la relation thérapeutique, tout en préservant, la relation thérapeutique, le soin, l'évolution psychique du sujet ? Comment

---

[3] Claude Balier (1925/2013), psychiatre, exerçant en milieu pénitentiaire et psychanalyste français. Il est l'auteur d'ouvrage ciblés en psychopathologie médico légale.

[4] André Ciavaldini, docteur en psychopathologie clinique (HDR), Psychanalyste, Vice-Président de l'ARTAAS, et Chercheur associé au Laboratoire de Psychologie Clinique et Pathologique de l'Université de Paris 5. Il est l'auteur d'ouvrage ciblés en psychopathologie médico légale.

transformer une situation de déréalisation à une conscientisation des faits, de la réalité ?

Définitions

La discussion avec différents professionnels et la lecture de la compréhension populaire montre déjà, au préalable, un champ de vocabulaire commun pour des significations différentes. Dès lors, la confusion existe et l'interprétation supplante la traduction.

Entre les faits, la compréhension des faits, la responsabilisation vis-à-vis des faits et le déni, différents processus psychiques se mettent en place, et évoluent. Dans le processus de dénégation, déni, non reconnaissance des faits, la relation avec le sujet AICS se complexifie : cela fait affront à la victime, aux victimes et aux péri environnements sociaux. Cela fait même violence, double violence car elle se rajoute au crime, et crée de l'incompréhension, de la colère... Cela vient bloquer chacun, et, mais aussi, l'AICS lui-même qui crée son propre enfermement en déniant. Quelle est la place thérapeutique dans ces processus ?

Comment définir les termes qui jouxtent le déni sans en avoir le même sens ? Comment définir le déni ?

Dénégation, non reconnaissance des faits, désaveu, déni, sont souvent mis dans le même sac interprétatif, pour expliquer que le sujet refuse de reconnaitre les faits. Or, ce sont déjà, des processus différents sur le plan psychique.

L'aveu

Populairement, avouer, est le fait de reconnaitre les faits dont la personne est suspectée.

L'aveu judiciaire consiste à ce qu'une personne déclare officiellement, devant une hiérarchie des forces de l'ordre ou de la justice, un fait réel, illégal, et donc assume la conséquence juridique de son aveu par l'acceptation de poursuites judiciaires. Il est :

— Exprès, quand il est expliqué clairement,

— Tacite, lors d'un silence en audition (« qui ne dit mot consent ») devant des preuves apportées à son encontre, ou lors d'une attitude particulière…

— Judicaire quand il se produit en présence d'un juge,

— Extra-judiciaire quand il se produit autrement.

L'aveu doit se confronter aux éléments de preuves des faits. Sans preuve, il doit être très explicite, circonstancié, pour prouver la véracité de l'aveu. L'aveu est donc objectivé. L'aveu peut aussi se succéder d'une rétractation. Il est donc temporaire. Le droit au silence limite aussi l'aveu.

Psychiquement, l'aveu est l'acceptation des faits et de la responsabilité des faits, partielle, ou totale, temporaire ou durable. Cela demeure rare lorsque les faits sont des agirs de violence. Toutefois, cela augure d'un traitement psychique possible.

Désaveu

Judiciairement, le désaveu est la contestation d'une suspicion, d'une accusation ou d'une présomption (paternité)… Il doit être justifié par des preuves démontrant la véracité de la réalité face à la suspicion et l'accusation. La contestation doit donc se cumuler de démonstration légalement admissible. Le désaveu relève donc d'une action en justice initiée par la personne qui fait acte de désaveu.

Psychiquement, le désaveu est le processus de contestation. Le sujet désavoue quelqu'un qui annonce, dénonce, un fait. Il peut faire l'objet de pacte de désaveu entre différentes personnes.

On retrouve ce fonctionnement dans des familles incestueuses et pédophiliques dans lequel le lanceur d'alerte, celui qui dénonce, au sein de la famille ou à l'extérieur du groupe, va être désavoué par le groupe auquel il appartient, sa famille. Le désaveu fait violence aux victimes, et se rajoute à la blessure de la violence dénoncée. Il s'agit de dissimuler l'existence, la réalité de faits tout en continuant à faire vivre le système qui les perpétue et les protège. Cela revêt une forme de culture de groupe. La représentation des faits par le groupe se base sur l'habitus et non pas sur le champ légal. L'enjeu du désaveu est alors de protéger l'AICS et son cercle social, d'assurer la continuité du groupe et de conserver une aura socio-professionnelle positive. Désavouer le sujet victime et/ou le lanceur d'alerte permet au désavoueur de bénéficier d'un double blanchiment : refuser les faits, et devenir victime de la victime.

Pour le désavoueur, et le groupe désavoueur, la question se pose du modèle d'identification : pourquoi et comment vacillent-ils du côté de l'agresseur plutôt que valider le dénonciateur, le lanceur d'alerte, la victime… ?[5]

---

[5] L'AICS rejette l'acte, la violence de l'acte et la victime, les victimes. Il répète ce fonctionnement et retourne la situation, faisant des victimes qui alertent sur les faits subis, des agresseurs de l'agressé. Cette situation se

retrouve malheureusement régulièrement dans les schémas de familles incestueuses. Le lanceur d'alerte parmi les victimes se retrouve cloué au pilori de la famille, la mettant en danger, levant un secret et abimant l'agresseur, lequel exerce un pouvoir manipulatoire sur le groupe, instrumentalisant même certaines victimes. Il utilise sa propre famille comme ses défenseurs. Le rejet, la complicité de rejet, le rejet de complicités sont là. Le système est figé, chacun reste sur ses positions : l'agresseur se dit agressé, le groupe défend l'agresseur, le lanceur d'alerte est agressé.

Ce fonctionnement remémore le prodrome paranoïaque :

— Hypertrophie moïque, auto centrage, omnipotence, toute puissance, surestimation de soi, force de conviction de ses propres croyances pour les transmettre aux autres, les manipuler, les marionnettiser,

— Instrumentalisation des autres pour isoler, avilir, l'autre (victime, lanceur d'alerte) identifié comme agresseur ou potentiel agresseur : celui qui ose parler est identifié, persécuté, harcelé, et présenté comme persécuteur,

— Superficialité des affects, et psychorigidité : l'introspection est inaccessible, l'altérité au sens relation, rencontre réelle est dangereuse, l'autre est un objet. La sociabilité est de façade mais opérationnelle, mais pas opérante relationnellement : toute personne qui le remet en question deviendra à risque, donc persécuteur, il n'y a pas de remise en cause.

— L'interprétation annule la traduction : le sujet adapte la compréhension des évènements à son schéma, les détournant du réel pour en faire son interprétation, parfois délirant. La méfiance, la suspicion, l'accusation, et l'agression sont des formes de violences existantes, mais qui trouvent justification systématique pour ce sujet.

— Le jugement prévaut à la compréhension. La logique est unilatérale, sans altérité, et s'accroche à la chaine d'interprétations, formant une forme de délire, quotidien, qui peut tout fait être masqué dans la vie socio professionnelle. Toutefois, les démonstrations de psychorigidité, d'affirmation, de conviction, de décision unilatérale et non discutable sont significatives. La tyrannie intérieure masquée se dévoile dans la toute-puissance de conviction et la tyrannie qui s'impose.

L'agresseur, l'AICS, protégé par les gens du système qu'il attaque, se maintient donc dans un état de toute puissance, d'omnipotence, et pire d'impunité. Si on ne peut parler alors de personnalité paranoïaque, ce qui relèverait d'une évaluation psychiatrique, on peut suggérer l'état paranoïde

Le désaveu est un mécanisme de défense, à la fois, judiciaire, et psychique. Il est un rejet. En tant que rejet, il fait violence.

La reconnaissance des faits

Juridiquement, cela consiste de la part du suspect à reconnaitre les faits pour lesquels il est mis en cause. Cela permet une comparution sur reconnaissance préalable de culpabilité (CRPC) (appelée aussi plaider-coupable) si le procureur de la République le décide. Juridiquement, la reconnaissance des faits pour éviter le procès ne fonctionne pas dans le champ des violences sexuelles.

Psychiquement, la reconnaissance des faits est l'acceptation et l'annonce de la responsabilité des actes commis.

Le non reconnaissance des faits

Or, si la reconnaissance des faits parait simple et évidente au premier abord, la rareté de l'acceptation de l'intégralité des faits démontre que des processus complexes agissent dans le sujet. Le sujet peut reconnaitre les faits, sans en endosser la responsabilité, soit par exemple, qu'il dit avoir été sous emprise, ou provoqué, ou stimulé, ou sous-produit addictif…

---

de l'AICS, qui dénie sa violence et la retourne doublement sur la victime tout en manipulant les gens du système.
L'acte rejeté qui n'est pas judiciarisé va entériner un système paranoïde, donc destructeur. L'histoire se répète…
Or, si l'acte est judiciarisé, cela va venir permettre de confronter cette toute puissance au mur de l'enfermement contenant, au balancier de la réflexion judiciaire, à la porte de l'introspection par le soin pénalement ordonné.

ou plus simplement reconnaître en justice pour poursuivre le parcours judiciaire plus « pacifiquement » sans reconnaître psychiquement les faits…

Avant même de parler de déni ou de dénégation, soit chercher des explications psychologiques, l'étude[6] menée par André Ciavaldini évoque la notion de non reconnaissance du délit :

— Reconnaissance totale « *le sujet reconnait totalement le délit, il est en outre conscient que celui-ci représente un dysfonctionnement lié à un ensemble de facteurs internes et externes,* (Ciavaldini, 2001 ; 32),

— *Reconnaissance partielle, niveau 1 : le sujet reconnait son délit mais il accuse des facteurs extérieurs et/ou il se dit guéri et affirme qu'il n'y aura pas de récidive,*

— *Reconnaissance partielle, niveau 2 : le sujet reconnait avoir eu des contacts avec la victime, voire des contacts sexuels, mais il ne reconnait pas leurs caractères délictueux,*

— *Négation totale du délit* » (Ciavaldini, 2001 : 31).

L'auteur AICS est donc souvent en non reconnaissance du délit, constaté judiciairement et pénalisé.

Le chapitre 5, de *Psychopathologies des agresseurs sexuels* page 33 à 36, décrit les types des trois reconnaissances et la non reconnaissance du délit et laisse ainsi apparaitre un profil de reconnaissance, non reconnaissance du délit selon la catégorie judiciaire du délit, donc la classification de l'acte de violence à caractère sexuel, donc l'appartenance de

---

[6] Etude concrète et rationnelle, dans le sens du ratio (s'appuie sur une enquête de terrain) présentée dans le livre *Psychopathologies des agresseurs sexuels*, 2001

l'infracteur à un profil d'AICS selon le délit commis. En résumé, voici ce qui est mentionné :

— Les AICS pédophiles sont les plus réfractaires à la reconnaissance du délit,

— La reconnaissance du délit ne signifie pas la reconnaissance de la victime : le caractère délictuel au sens pénal ne revêt pas de caractère moral, ou même sensé, comme on pourrait l'espérer, s'y attendre, ou le croire, chez l'AICS.

L'évaluation du délit au sens humain, intrinsèque, est subjective, propre aux critères internes, éducatifs, sociaux, culturels de chacun. Cela revêt donc toujours la question de la limite qui n'est pas identifiée ou en tout cas, pas posée avec la même valeur de l'interdit/ autorisation et la même importance du respect de la limite : « *leur perception de la délictuosité des faits est fragile* » (Ciavaldini, 2001 : 33).

Une des formes de reconnaissance/ non reconnaissance est de présenter l'acte comme ayant existé, mais raconté autrement que la version des victimes :

— Les victimes étaient consentantes, et ne se sont pas opposées[7],

— Les victimes étaient consentantes et demandeuses, séduisant[8] pertinemment l'AICS,

— Présentation de l'acte sous forme de jeu, consenti,

---

[7] Il est aisé pour l'AICS de manipuler ces faits quand on connait la traumatologie dont un des mécanismes de défense qui s'exacerbe en cas de violence sexuelle est la paralysie physique et mentale, et/ ou l'automatisme : la sidération psychique ne permet pas effectivement d'opposition manifeste lors de la violence subie.

[8] Manipulation de la réalité, ou délire d'interprétation de l'AICS

— Valorisation de cette forme d'acte donc de l'acte de délit, par un mode éducatif à la sexualité, une culture de l'éducation sexuelle du groupe, donc une tolérance, voire une incitation groupale à la pratique de l'AICS,

— Banalisation de l'acte comme un acte normal.

Tout ceci met en péril la victime. Ce processus individuel ou de groupe (complicités), de défense contre les personnes victimes, atteintes dans leurs intégrités physiques, rajoute une attaque sur un acte violent, anormal, pathologique. Il s'agit d'un « *retournement de la situation de culpabilité, plus qu'une projection sur l'autre du désir du sujet agresseur. Ce retournement s'opère sous une forme projective : l'excitation n'est pas issue de lui mais de l'autre* »[9] (Ciavaldini, 2001 : 34). Cette construction qui parait stratégique par intelligence est une défense par offense, et vise à mettre la victime en position d'agresseur, et l'agresseur en victime. L'AICS est en toute puissance psychique et l'impunité ne fera qu'amplifier donc aggraver son omnipotence, d'autant plus, si l'entourage le soutient dans cette victimisation d'agresseur agressé (complicité active ou implicite). La situation est critique, et pourtant, fréquente…

La reconnaissance des faits est donc rarement réparatrice pour la victime et l'auteur, en ce sens qu'elle est toujours complexe dans les mécanismes de défense de l'individu qui y est parvenu : le temps d'analyser, comprendre, le processus et contexte de l'acte reste essentiel pour prévenir la récidive et prévaut au discours entendable de la reconnaissance, et non

---

[9] Ciavaldini, 2001 : 34
On retrouve ce processus de défense pour les lanceurs d'alertes : en dénonçant l'AICS, ce dernier les qualifient d'« excitant », de séducteurs/trices…

entendable, mais souvent entendu, de la reconnaissance partielle, ou de la non reconnaissance : « *ainsi faisant, l'autre devient non plus sujet, ni même objet, mais « chose ». Chosification de l'autre qui perd ainsi sa dimension d'objet pour retourner à celle d'objet partiel non encore appartenant à un espace psychique différencié du sujet agresseur* ». (Ciavaldini, 2001 : 35)

Ainsi, il peut y avoir reconnaissance de l'acte, mais la plupart du temps, il y a non reconnaissance du contexte et du moteur de l'acte : affect, violence, histoire psychique… C'est dans cette perspective que les soins pénalement ordonnés, apparaissent.

Dénégation

Légalement, la dénégation est :

— La non reconnaissance d'un fait dont un sujet est suspecté,

— Le rejet d'un droit de l'autre : le sujet n'autorise pas l'autre alors même que l'autre a ce droit.

La dénégation juridique, est aussi le refus d'accorder une action en justice à un sujet qui voudrait judiciariser une problématique.

Psychiquement, la dénégation est une négation d'une réalité qui fait conflit, souffrance. Le sujet peut évoquer et reconnaitre la réalité des faits, tout en refusant son implication, sa responsabilité. Pour Odile Verschoot, la dénégation est « *l'expression sous forme négative d'un désir refoulé, (…) surgissement d'une idée incidente qui est, en quelque sorte, censurée, par le jugement intellectuel et/ou moral, et maintenue, à l'extérieur de soi par sa formulation négative, comme n'appartenant pas à l'énonciateur. Nous sommes souvent pris dans ce fonctionnement psychique lorsque nous n'assumons pas totalement nos émotions ou nos pensées* ». (Verschoot, 2015 : 14)

Déni ou dénégation psychique ?

« *Le clivage du Moi adossé au déni de la réalité permet aux pathologies violentes les plus régressives d'échapper à la plongée dans la psychose. Dans le cadre des perversions, il donne la possibilité au sujet de recourir à la dénégation et de jouer avec la loi* » (Balier, 2000 : 97).

Il convient de définir et mieux comprendre le déni et le distinguer de la dénégation. Dans ce processus de dénégation, le sujet peut tout à fait avoir conscience de la réalité des faits mais les nier dans un process de défense psychique, qui peut être mûri ou spontané. Le sujet refuse de reconnaitre une réalité, la conteste, la refuse. C'est un mécanisme de défense extrinsèque, soit qu'il se joue dans le rapport à l'autre, dans l'extériorité : le sujet dans la dénégation peut tout à fait en parallèle de sa contestation être pleinement conscient de la réalité qu'il conteste et de son mécanisme de défense. Dans le langage populaire, le terme « mauvaise foi » est accordé pour décrire cela. C'est une forme de manipulation du réel pour obtenir un résultat.

Pour Odile Verschoot, le déni est « un fonctionnement psychique » (Verschoot, 2015 : 16), « *significatif d'un trouble de la structuration de la personnalité* » (Verschoot, 2015 : 19). Le déni revêt un mécanisme de défense intrinsèque, subjectif, propre au sujet, inconscient. La contestation des faits et des preuves dépasse la réalité : rien ne ramène le sujet à une normalité, à une acceptation du réel. Freud parlerait d'une économie de la psyché face à un réel insupportable. Le déni sert à éviter l'effondrement psychique. Il s'agit d'une modalité défensive de la psyché face à un réel insupportable, au même titre que le clivage. Le principe de l'économie de défense du déni est un pare feu psychique : le sujet n'a pas l'aptitude à supporter le réel et se réfugie dans sa réalité reconstruite selon ses critères, supportables. Le réel est intolérable donc menaçant. Le déni peut être total ou partiel, définitif ou temporaire. Il n'est pas irrémédiable, mais il se prend en compte, se respecte, dans la relation thérapeutique.

La dénégation peut donc intervenir en pleine conscience du sujet de la réalité des faits, sans construction d'un réel parallèle supportable mais avec une contestation tellement affirmée qu'elle vaut preuve de vérité pour le sujet. L'art de la dénégation est discursif et convaincant. La dénégation est un processus régressif, et bloquant. Personne ne peut évoluer sur le moment. Le sujet en dénégation active manifeste une résistance et opposition. C'est donc un conflit qui se fige.

Alors que le déni refuse le conflit. Il ne peut y avoir de conflit puisqu'il n'y a pas de problème…

S'opposer au déni, montrer une autre réalité, le contredire est-il possible et sensé ? La levée du déni génère des conséquences à veiller.

Le déni soulève la question de la limite, des critères du sujet. Le déni dépasse la dénégation en ce sens qu'il procède d'un mécanisme inconscient, en rapport avec le refoulement du réel, impossible à admettre, voire à connaître. C'est une conviction, qui se manifeste par une certitude, une affirmation catégorique du sujet, qui vient s'opposer totalement à la réalité des autres, réalité constatée, voire prouvée. Cette défense protège le sujet d'un conflit psychique non gérable : le sujet s'accorde avec son réel supportable, entendable, plutôt que le réel non entendable. Ce n'est pas un choix, c'est inconscient. Dans ce cas, l'inconscient est au même titre que le phénomène extérieur, quelque chose d'inconnu : il est « inconnaissable ». Inconnaissable peut signifier aussi immaîtrisable[10]. (Paturet, 1990 : 86)

Le soignant va donc essayer d'agir sur cet inconnaissable en tentant d'en connaître un maximum, de faire émerger le maximum d'informations et d'apporter de la représentation, de la dicibilité, de la symbolique. On ne peut pas prévoir exactement ce à quoi va être confronté le thérapeute, en plus de qui. Mais, dans le déni, il y a un enjeu à activer : introduire des représentations particulières, et créer le hamac de soutien symbolique. Il est possible d'instiller une symbolique dans l'Autre, sans qu'il se la représente, ou qu'il s'en aperçoive (Kant[11]) (Paturet, 1990 : 86)

---

[10] Paturet, 1990 : 46

« Kant distingue trois éléments dans l'analyse du réel. Le sensible brut, c'est-à-dire le monde tel qu'il est donné, puis le phénomène, c'est-à-dire ce qui apparaît, et le noumène, c'est-à-dire les choses pensées. Le phénomène désigne la manière qu'ont les objets d'appartenir à notre représentation. Le phénomène apparaît dans l'espace et le temps qui est les formes à priori de notre sensibilité. Il s'oppose à la fois au donné sensible brut et au noumène. Ce dernier qualifie ce qui est conçu par l'esprit au-delà du phénomène sans qu'il puisse être connu. Il signifie la chose – en-soi (Que Freud compare à l'inconscient), hors des catégories de l'entendement et des formes à priori de la sensibilité. On pourrait dire hors du champ possible de ma représentation car il est indispensable qu'une chose soit en nous, sans être représentée par nous. Ce que sont les choses-en-soi, il ne nous appartient pas de les connaître »

[11] Paturet, 1990 : 46

Le déni implique un processus de refoulement, non maîtrisé et maitrisable par le sujet, donc le clivage, ainsi que la construction imaginaire d'une autre réalité pour dépasser le réel insupportable, ce qui s'approche du processus de délire. Ainsi le rappel du réel au sujet AICS le renvoie à actionner sa défense psychique, le déni, et donc, le « perdre » : il n'est plus accessible puisqu'il se réfugie dans son imaginaire. Le réel apporté par l'autre, vient l'agresser… il se protège… La rencontre au réel peut le traumatiser…

Ce déni peut faire une violence supplémentaire aux victimes, peut convaincre l'entourage et retourner l'entourage contre les victimes. Ce déni peut donc être dangereux et se rajouter aux séquelles de l'acte commis sur les victimes. Il peut s'ancrer et devenir la réalité convaincue, laissant de côté, en marge, en rejet, les victimes.

Comment gérer, et donner du sens à la relation thérapeutique dans ce contexte ?

Le vécu du sujet AICS après le délit

Les notions de reconnaissance, non reconnaissance, déni, dénégation ne recouvrent pas le même sens pour la victime et pour l'AICS. La valeur psychique de l'acte n'est pas en corrélation avec l'« aveu », la position sociale de reconnaissance ou pas, de l'acte, ni des émotions apparentes de culpabilité, honte… Ce peut être des données qui maquillent un masque de surface, un masque social pour

---

« Les trois noumènes, les trois inconnaissables fondamentaux sont le Monde, l'Ame, et Dieu ».

répondre à la demande sociale par rapport au délit. Mais cela ne fait pas sens psychique chez l'AICS.

Ainsi, la reconnaissance des faits n'est pas une marque de la prise de conscience du délit par l'AICS. Ce sont des mécanismes de défenses sociales, avant d'être des mécanismes de défense psychique. En effet, d'après l'étude de Ciavaldini, les émotions évoquées comme la culpabilité, la honte, qui en relation thérapeutique normale, sont des leviers de travail pour faire évoluer la psyché, viennent ici comme un collage adapté à une réponse à la demande sociale, et non pas comme l'issue d'un ressenti profond, d'une introspection réelle :

— « *Les sentiments de honte et de culpabilité éprouvés après l'acte sont « inefficaces* » (Ciavaldini, 2001 : 63)

— « *Mauvaises perceptions des conséquences de l'acte, (…) pour le sujet lui-même, (…) pour la victime* », (Ciavaldini, 2001 : 65)

— « *Se sentir victime des évènements* », (Ciavaldini, 2001 : 68)

— A propos du délit, les émotions évoquées par le sujet ne révèlent pas son état psychique réel.

Le thérapeute ne peut donc pas s'appuyer sur ces réactions du sujet en soins. Ainsi l'écrit Ciavaldini : « *il s'agit ici de percevoir quelle valeur psychique le sujet agresseur accorde à son acte. A quelle place il le convoquera dans son économie interne. Quel sens il donnera à son acte en regard aussi de ses critères internes.* » (Ciavaldini, 2001 : 63). Ainsi, la fiabilité des émotions avancées par l'AICS est donc faible tant qu'elle ne se corrèle pas à son état intérieur.

Comment permettre au sujet de ne pas basculer dans la jouissance, dans le *renoncement pulsionnel levé* (Paturet,

2009 : 50), et de *différencier le désir de tuer* (Paturet, 2004 : 21) et le *jouir de tuer* ? Par tuer, entendre ici, aussi, destructivité. En effet, le passage à l'acte pulsionnel, non maîtrisé peut devenir dangereux, comme une forme de pulsion qui n'est plus maîtrisable. La perte de cet espace fait basculer et fait rechercher cette jouissance. C'est le délit qui se fait : « *L'inconscient et la jouissance sont extérieurs au sujet, qui au travers d'un dire, ou d'un faire, les actualise. (…). A ce moment seulement, celui de l'évènement, l'inconscient et la jouissance s'étalent dans l'espace supposé au dehors du sujet porteur de se dire ou de ce faire. Toute la difficulté est d'arriver à concevoir l'inconscient et la jouissance comme des instances extérieures, parasites et entourant le sujet (…). C'est le cross-cap.* » (Nasio, 2010 : 79)

Théories du Déni psychique
Eclairage théorique

Le déni est donc une double négation et non pas une dénégation.

C'est une double négation par :

— La négation extra et intrapsychique, soit apportée à l'autre mais convaincue en soi. Le sujet est sûr de lui et croit en sa version. C'est l'autre qui se trompe,

— Le rejet de la réalité de l'autre, et le rejet de l'autre, en ce qu'il vient l'agresser avec cette réalité qui diffère de la sienne.

La psychanalyse allemande d'origine nomme le déni Verleugneug, ce qui signifie plus que déni en français, car cela vient nommer l'absence de fait, cela n'est jamais arrivé, il n'y a pas de fait, pas d'évènement. C'est le nihilisme du coup, du fait, et de sa preuve. Cela est donc une violence supplémentaire infligée aux victimes, qui après le coup (la violence) et l'après coup, subissent le contre coup (la victime n'existe pas puisqu'il ne s'est rien passé : il n'y a pas lieu de victimiser et d'accuser). Quoi de plus violent qu'annuler le sujet agressé, et que cette annulation, anéantissement provienne du fait même de l'agresseur ? La victime n'est même plus l'objet de l'agresseur, elle est devenue, rien. Néant.

Le déni n'est pas non plus le refoulement (Freud). Le refoulement est aussi un mécanisme de défense qui va ranger le réel dans une case, cachée. La psychanalyse parle de l'arrière pièce, le couloir, là où se nichent les souvenirs en attente de revenir à la conscience quand le sujet sera prêt. Le réel est donc intégré, mais non digéré, non travaillé, non cuisiné. Mais il est, il existe.

Le déni peut contenir une partie de refoulement, ce qui permet d'envisager un levier de discussion, d'évolution. Mais le déni peut aussi être tout à fait compressif du refoulement : il vient détruire cette arrière pièce du souvenir, et donc le souvenir n'existe plus. Cela soulève la question de la mémoire, l'amnésie, la mnésie… pourtant la psychanalyse absout la notion de l'oubli, rien ne s'oublie, tout se range, se perd dans la mémoire, mais rien ne s'oublie. Donc, le déni serait, sur ce principe, évolutif. Il serait défensif, protégeant du conflit : l'un à raison, l'autre a tort, ou les deux ont raison, mais l'AICS dans le déni, n'est pas celui qui a tort, il a forcément raison. Forcément, tout est forcé : la victime, le fait, la réalité… Le déni s'appuie sur le clivage.

Chez le sujet normopathe, le déni peut exister et s'appuyer sur un refoulé, et évoluer. Le déni lié au refoulement est donc d'ordre névrotique.

Chez le sujet pathologique, le déni peut exister et s'appuyer sur la forclusion (Lacan) soit l'absence, l'inexistant, le vide, le clivage : le fait, le souvenir s'est effacé et la psyché est forclose. Le néant précède au déni, il ne peut pas y avoir évènement, puisqu'il n'y a pas de sujet. On travaille alors avec un sujet psychotique.

Ce ne seront pas les mêmes approches.

Le déni est un refus inconscient du conflit interne dont le recours à l'acte délictueux a servi à apaiser la tension provoquée par ce conflit psychique, lui-même, initié par un traumatisme antérieur non traité, et lui-même dénié. Le déni psychique du délit est donc une modalité de défense complexe[12], efficiente mais aussi offensive : le déni de l'AICS

---

[12] Freud abordera le déni dans plusieurs écrits, évoquant le déni de réalité, ou plutôt déni d'absence. Il s'agit d'étudier à l'époque le complexe de castration, qui donc montre à la femme l'absence de l'organe masculin. Le déni se base sur le constat, ou plutôt le refus de l'absence. C'est une construction idéologique du déni. La femme refuse de ne pas avoir, de ne pas être avec…

Alors que le déni de l'AICS revêt le refus de l'acte, de l'évènement et donc de la victime : c'est un constat d'absence, une croyance d'absence et de néant et non pas un refus d'absence. Cela se rapproche donc davantage du déni décrit par Mélanie Klein (1952) : le déni de l'AICS bien qu'annihilant la réalité extérieure, de l'autre, de l'altérité, de la preuve, se fonde davantage sur un déni psychique qui lui est propre. Mélanie Klein évoque un trio de défenses maniaques :

— Le déni de sa propre fragilité, et dépendance à l'autre en le surpassant par une toute puissance du Moi, du ça, et un écrasement du Surmoi : le sujet est autocentré et omnipotent,

— Le déni de signes cliniques dépressifs, mais aussi du vécu traumatisant, de souffrance, préalable et persistant, en le surpassant par un activisme démonstratif et exacerbé, ou en tout cas par un non laisser-aller, une contenance psychorigide des affects réels, produit une nouvelle attaque pour la victime[13]. Pas de fait, pas d'agresseur, pas de victime. Absence. Déni par absence, déni de présence. Cela n'a pas existé donc cela ne se pense pas, ne s'envisage pas, ne se symbolise pas, ne se moralise pas, voire ne se juge pas. Le déni permet donc une économie psychique de l'AICS. L'AICS peut donc ne pas comprendre le processus judiciaire, pénal et la condamnation, ainsi que le soin pénalement ordonné.

Ce contexte est particulièrement complexe, sur tous les plans, et pourtant fréquent. Comment donner du sens au soin dans ce contexte ?

Le délit dénié va-t-il être une contre-indication aux soins ?

Le déni serait une défense psychique

Ainsi, quels sont, face à un AICS qui dénie, les modalités de défense qui se jouent ? Non reconnaissance des faits, désaveu, dénégation ou déni ? Comment évaluer ces processus et comment traiter ce fonctionnement ? Mais aussi, à quels moments et dans quels espaces cela se montre-t-il ? Le sujet se défend-il de manière idoine devant le juge et

— Le déni de l'autre, de la victime comme n'étant même pas une personne, encore moins un objet, en rejetant ses paroles, abolissant sa souffrance comme non existante : l'AICS tue l'autre dans ce qui lui reste de vie, car ce reste de vie décrit comme de la souffrance est un imaginaire crée par l'autre qui n'a donc jamais existé.

[13] Le contre coup. Le coup final pour anéantir l'autre. La victime est anéantie dans ce qu'elle est, qui elle est devenue, ce qu'elle souffre, et les valeurs de défense, de moralité, qu'elle porte : les quelques énergies qu'elle déploie pour se défendre sont abattues par le déni de l'AICS. L'existence de faits met en péril l'AICS qui dénie et ainsi met en péril à nouveau la victime par une inexistence clamée, des faits, donc du statut de victime.
Le réel n'est donc plus le même pour l'un et l'autre.

le thérapeute ? Est-ce une position permanente ou variable selon l'interlocuteur ? Est-ce inscrit dans la longévité ou est-ce temporaire, soit existe-t-il une évolution entre le moment de la révélation par la victime et le moment de la condamnation ?

Le sujet AICS peut ou risque de ne pas reconnaitre les faits, à différents moments de la procédure judiciaire, et à différents moments de la relation thérapeutique. Quel est la part du déni là-dedans ? Est-il impossible psychiquement de supporter la responsabilité de ses actes au point de s'effondrer ?

Odile Verschoot explique que « *même s'il n'y a pas déni des faits, c'est-à-dire déni DU crime, il y a néanmoins déni DE crime* » (Verschoot, 2015 : 136), différenciant ainsi le déni judiciaire et psychique et mentionnant le fonctionnement proprement psychique du déni, dont les sujets n'ont pas intégré de limites et de réalités d'altérité et de subjectivité.

Est-ce du déni partiel ou total ? Est-ce du déni temporaire ou durable ? Est-ce figé ou évolutif ? Ce sont des questions essentielles dans la pratique professionnelle, qui nécessitent un savoir théorique et un savoir-faire pratique. En effet, pour les agirs violents, le déni est rencontré fréquemment. Ce qui amène à constater que le déni est une fonction défensive primaire, prioritaire, au même niveau que le clivage.

Le déni serait une défense psychique du sujet AICS, selon l'approche clinicienne de Ciavaldini / Balier.

Le déni est donc un mode défensif, une fonction défensive, et donc un processus à évaluer et considérer dans la relation thérapeutique auprès de personnes aux agirs violents. Comment être et faire avec ces sujets et ces dénis ?

Le thérapeute manie le déni pour laisser le sujet évoluer.

Il s'agit ici de mieux cerner l'abord psychique du déni, en tant que défense psychique, du côté du sujet et en position de thérapeute.

Le déni est un blocage, une résistance majeure et active au soin. Le sujet n'a pas besoin de soin, puisqu'il n'est pas malade, puisqu'il ne s'est rien passé… : « *La puissance du déni est incommensurable et prend le plus souvent au dépourvu. Evincer une partie de la réalité du fil des pensées est un mécanisme surprenant qui échappe totalement à l'entendement de celui qui le subit plus qu'il ne le vit. L'incrédulité frappe celui qui découvre cette part inconsciente de lui-même dont il ignorait l'existence et dont les conséquences tombent brutalement. (…) deux tendances antagonistes ressortent dans le rapport tronqué au corps que le déni impose. Soit psychisme et corps sont clivés et cheminent dans l'ignorance l'un de l'autre, l'éprouvé psychique restant alors sans lien avec la réalité physiologique. Soit psychisme et corps sont pris (empris) dans le même déni et fonctionnent à l'unisson dans l'exclusion de la réalité. (…) Dans tous les cas, le déni protège de l'angoisse suscitée par une réalité mortifère qui terrifie* ». (Verschoot, 2015 : 79)

Le soin, pénalement ordonné, vient identifier un sujet comme à la fois agresseur et patient. Venir en soin ne va pas signifier un soin réel, actif, opérant. Le soin vient presque agresser puisqu'il n'y a pas lieu de soigner ce qui ne s'est pas passé, considère ainsi l'AICS en déni. A priori, le soin ne peut opérer puisqu'en dehors de la pensée du soigné, hors réalité, hors logique, hors logos…

Pourtant, le déni est respectable, en termes de processus psychique, à accompagner dans le soin. Il n'est pas acceptable pour les victimes, ni excusable, ni justifiable. Mais, dans l'approche soignante, il s'explicite et se respecte, comme défense interne du sujet.

Puisque le déni apporte une économie psychique à l'AICS, est-ce au thérapeute à dépenser de l'énergie et surtout jusqu'à quels points, quelles limites pour le thérapeute ?

L'omnipotence du sujet AICS en déni ne peut-elle pas mettre en danger psychique le groupe professionnel accompagnant ?

Le questionnement tourne autour, encore une fois, du traitement psychique de ce sujet avec cette modalité défensive. Est-ce possible ? Est-ce gérable ? Est-ce évaluable ? Est-ce évolutif ?

Comment lever l'affront du déni qui fait souffrance aux victimes et comment traiter ce déni donc ce sujet à travers le respect, de sa défense, de son déni ? Comment ne pas se confronter au sujet mais plutôt comment l'aborder ? Comment conserver une distance, une position thérapeutique face à un sujet qui dénie, donc qui fait violence dans cette résistance ? Comment rester neutre et être traitant ?

Deux QUESTIONS CENTRALES apparaissent alors :

— du côté du thérapeute : comment gérer le déni dans l'espace thérapeutique, pour le thérapeute ?

— du côté du sujet : comment manier, faire « avec », le déni et le faire évoluer au bénéfice du sujet ?

Soit comment gérer le déni en soins ?

L'hypothèse suivante est alors posée :

Dans la relation thérapeutique, le thérapeute manie le déni pour laisser le sujet évoluer.

Comment travailler cette hypothèse ? Qu'en est-il de la littérature à ce sujet ? Y a-t-il des études sur ces sujets qui permettent d'étayer cette hypothèse ? La revue de la littérature clinique mentionne t'elle l'approche du déni par le thérapeute ? Comment se positionner par rapport à de telles défenses ?

La relation thérapeutique avec l'AICS dans le déni ?

« *Deux tiers se sentent victimes des évènements, qu'ils semblent subir passivement se présentant comme ne faisant pas de choix de leur existence. Mais deux tiers disent qu'ils désirent changer, même si ce changement a une composante parfois magique. Ils sont prêts à beaucoup pour changer dans une idée d'annulation de l'acte commis plus que d'évolution construite* ». (Baron Laforêt, 2008 : 101)

D'après l'étude de Ciavaldini, 61 % des agresseurs se sentent victimes… Comment faire avec un tel positionnement du sujet, alors même que les faits ont été objectivés, jugés… ?

De cela, il se déduit que l'effet clinique de la justice qui est fréquemment évoqué (Pierre Legendre, *Le crime du caporal Lortie*) n'a pas eu l'effet attendu : le parcours judiciaire n'a pas mobilisé des ressources intérieures d'introspection de l'AICS, et ni même de remise en question par rapport à l'acte, au délit.

Or, la victimisation avancée par l'AICS, par rapport à cet acte, n'est pas le rejet d'une remise en question, ni d'une relation thérapeutique. Ce serait un déplacement des vécus de victimisation non traités qui se réactivent sur cette situation. C'est sur cette victimisation projective, dans laquelle l'AICS se pense et se vit, victime, que le sujet se montre, se démontre et crie. Ainsi, le sujet qui dénie le délit, la victime et les séquelles, ne dénie pas l'atteinte qui se joue sur lui. Il y a donc une « faille », qui se montre, même si ce n'est pas là où elle est attendue. Le thérapeute peut alors proposer de dialoguer sur cette victimisation/héroïsation, non pas pour le renforcer dans son idée, mais pour accompagner dans cette blessure annoncée, et trouver la/ les blessures réelles du sujet, qui sont masquées : « *quoique certains sujets puissent se sentir victimes des évènements, cette dimension n'invalide pas les indicateurs potentiels de bons répondeurs à une prise en charge psychothérapeutique qui se sont dégagés progressivement de ce travail* ». (Ciavaldini, 2001 : 69)

Les victimisations énoncées sont :

— L'attaque de l'entourage de la victime réelle, sur lui,

— Mise en place d'un chantage par l'entourage, la victime,

— Problèmes familiaux, d'enfance, (carences éducatives, affectives, traumatismes…) avec « *défaillance environnementale primaire en même temps qu'une défaillance de l'organisateur de la tierceté* », (Ciavaldini, 2001 : 69)

— Problèmes familiaux présents,

— Problèmes professionnels,

— Impunité de l'agresseur dans l'enfance de l'AICS,

— Incontrôlabilité de soi-même, donc déresponsabilisation de soi, et victimisation de soi-même,

— Fatalisme de l'inévitabilité de l'acte, dans leur parcours de vie : système de répétition agresseur/agressé/ agresseur…

D'après Ciavaldini, ces victimisations ont un rôle : tenter de se représenter, de rendre réel, le délit et ses causes, à défaut d'en percevoir les conséquences sur la victime. A propos du délit, la victimisation de l'AICS est un chemin de parole qui peut permettre au thérapeute d'accéder au sujet. La position d'écoute du thérapeute, sans validation de la position de victime, de la victimisation révèle l'état psychique réel de l'AICS.

Elément de réponse 1 à l'hypothèse :

La victimisation, plus que le déni, révèle l'état psychique réel de l'AICS.

Déni du délit et volonté de changement du sujet ?

Lorsqu'il y a volonté de changement, c'est toujours dans le contexte où 61 % des AICS se perçoivent victimes et non agresseurs. De plus, la volonté réelle de changement est modérable et variable selon le coût du changement :

— Le cout judiciaire : L'arrestation et l'incarcération, génèrent non pas un changement mais une suspension de délit de récidive, puisque bloqué, isolé du monde extérieur,

— Le cout familial : perte de relation avec tout ou partie de la famille,

— Cout social : perte de relation avec tout ou partie de l'entourage amical,

— Cout professionnel : perte fréquente de l'emploi.

Tout ceci ne génère pas du changement mais un coût rationnel, matériel, affectif, social, qui relève de la perte, qui vient faire violence à l'AICS, ce qui paradoxalement, ne va pas le motiver au changement. Il perd, mais que gagne-t-il au changement ?

Ce changement n'est donc pas axé sur un changement interne, un mouvement psychique, mais une démonstration extérieure de changement, de dette payée à la société. Ainsi, dettes payées ne viennent pas signifier que l'AICS a changé… Ce sont des couts par contrainte extérieure, imposés par la société à l'infracteur pour protéger la société, qu'il vit comme couts et coups. Ce ne sont pas des couts qui vont donner des coups à la psyché pour la faire évoluer. Ces contraintes sont supportées par obligation de la pénalisation mais pas admises, acceptées psychiquement : elles sont comprises en termes d'action sociale de protection mais pas comme condition opérante d'aide et d'évolution pour l'AICS. D'ailleurs, si 2/3 des AICS parlent de changement, seuls 8 % des AICS dans le déni parlent de changer… (Ciavaldini, 2001 : 70). Et le fait d'en parler n'est pas le fait d'évoluer. La parole est volatile… Ciavaldini parle de « *sujets semblant fuir la question : (…) toutes réponses qui essayent d'éluder la réalité d'un prix à payer et qui nous montrent, que, quoique acceptant cette idée, les sujets l'infirment implicitement, révélant, certes la dimension du déni de la délictuosité de l'acte mais surtout ils nous indiquent le risque qu'il y aurait pour eux à reconnaître cela, la protection de le reconnaître sans le reconnaître* » (Ciavaldini, 2001 : 71).

Ainsi, le sujet dans le déni peut faire dupe, faire semblant, et ainsi masque son état réel. Il y a bivalence, information paradoxale, qu'il est nécessaire d'identifier.

Elément de réponse 2 :

Le déni du délit est un facteur aggravant pour le changement du sujet.

Déni du délit et soin ?

Selon Odile Verschoot[14], « *le déni psychique n'est pas une affaire judiciaire, mais une modalité défensive qui définit un fonctionnement global, structurel ou temporaire. Si le déni devient visible dans les affaires judicaires, sa construction et son action les précèdent* ». (Verschoot, 2015 : 28)

La question ici n'est pas de remettre en question la place du soin dans une contrainte qui éthiquement est à l'opposé du sens du soin, à priori, puisque que contraint. Il ne s'agit pas de contre indiquer le soin, pénalement ordonné ou pas, ni de l'évaluer. Simplement, comment faire avec un sujet AICS dans le déni du délit ?

L'espoir du soignant est de parvenir à traiter cet écart pour ramener à une normalité, moralité l'AICS. Sauf, que ce n'est pas son rôle, et la contrainte judiciaire revêt un rôle rééducatif. La réalité du soignant est d'être là, et d'accompagner, de traiter, avec la nécessité de moyens. Quant aux objectifs, ils varient entre l'injonction de défense sociale et le bien-pensant qui espère faire évoluer la psyché de l'AICS vers au moins, un non répétition, non récidive, donc un changement, du futur. Or, selon Odile Verschoot, l'« *approche thérapeutique permet que soit traité le déni psychique sans que la question de l'innocence et de la culpabilité pénale, ou encore, le risque de récidive, en soient l'objet premier* ». (Verschoot, 2015 : 34)

Or, la condamnation et le fait de purger la peine pourraient être une forme de remise à zéro des compteurs pour l'AICS. La

---

[14] Psychologue en service médico psychologique régional (SMPR), unité de soins en santé mentale au sein d'un établissement pénitentiaire.

dette est payée, il repart sur du nouveau. Cela ne vient pas signifier que ce nouveau sera différent, mais simplement que le délit précédent étant payé, il devient libre, sans pour autant avoir intégré les codes sociaux, les interdits, les limites. L'AICS s'est soumis aux contraintes pénales le temps demandé. Ciavaldini parle d' « *incompréhension de la question, une impossibilité de se représenter un dysfonctionnement interne, (…) une obscure autoreprésentation d'un dysfonctionnement intérieur, (…) perception d'un défaut d'intériorité* » (Ciavaldini, 2001 : 73) qui font que le désir de changement, même s'il est authentique, est extrêmement complexe à mettre en œuvre.

Dans ce contexte, certains soins pénalement ordonnés n'ont plus de fin de prescription… L'accompagnement thérapeutique est à vie et va servir de contenant psychique à minima pour l'AICS. L'AICS, bien que montrant une contenance sociale, va pouvoir être en état de délabrement, déstructuration, ou tergiversation, tourbillons psychiques l'empêchant d'accéder à un cheminement psychique posé, calme, et entourant, précédant, frustrant, contenant, le pousse à l'acte. Cela dysfonctionne, ça dysfonctionne, et l'AICS est en besoin : « *on perçoit l'attente d'une injonction de caractère paternel qui ne peut advenir et qui s'ignore en tant que telle : que quelqu'un vienne, écoute, contienne, interdise, et donc protège.* » (Ciavaldini, 2008 : 74)

Elément de réponse 3 :

Même dans le déni, l'AICS est en attente :

— D'être écouté et entendu,

— D'être limité, contenu,

— D'être reconnu comme Homme et non pas comme un monstre,

— D'être protégé.

Ce sont les préalables psychiques pour entrer en relation thérapeutique avec le sujet AICS.

Les spécialistes se rejoignent pour confirmer la complexité de ces prises en charge, la nécessité du travail en équipe et parfois l'impossibilité de traiter. Toutefois, la violence sexuelle issue d'hommes ferait plus déni que celle issue de femmes auteures : « *Les femmes se dévoilent, se confient plus que les hommes. Le déni est moins fréquent* » (Deschacht, Genuit, 2000 : 53).

Bernard Savin[15] à propos des auteurs d'inceste, décrit trois catégories, dont les deux premières, sont, d'après son expérience clinique, des « *tyrans domestiques à l'insertion sociale satisfaisante* », donc démontrant deux comportements antagonistes en intra et extra familial, mais qui, manifestent le déni de leurs actes. La troisième catégorie *(« passivité et abandonnisme »)* avoue rapidement les faits et en est soulagée, et, même, accepte l'accompagnement thérapeutique. Par contre :

— « *(à propos des pères incestueux). Ils nieront. (…) Il s'agira lorsque les thérapeutes ou certains des thérapeutes passeront dans le camp des persécuteurs de ménager des espaces thérapeutiques préservés afin de ne pas perdre le contact. Avec ce type de sujet, le travail d'équipe est particulièrement nécessaire. L'issue restera cependant incertaine car il peut arriver que la persécution soit ressentie avec une telle force que toute reprise thérapeutique soit impossible* », (Savin, 2000 : 30)

— *(à propos du fonctionnement pédophile classique). « Certains souhaitent tourner la page et ne rencontrent les thérapeutes que dans le but de préserver leurs possibilités de*

[15] Bernard Savin est docteur en psychologie, CRIAVS Picardie.

réduction de peine supplémentaire ou de permission. Le savoir-faire du thérapeute sera alors de démasquer ces attitudes, rarement explicites bien sûr et de concerner suffisamment les sujets afin qu'un authentique travail thérapeutique puisse advenir. » (Savin, 2000 : 32)

D'après Balier, les AICS évitent la responsabilité de leurs actes. Le déni est une position qui lui permet cet évitement. : « *le déni est toujours un déni d'absence ; un déni de l'absence inhérente à l'incomplétude de la satisfaction et à l'existence de l'autre (B Penot, 1989).* » (Balier, 2000 : 101)

Déni du délit et approche du sujet en relation thérapeutique ?

D'après le rapport de la Commission d'audition du 17 juin 2018, « *Les auteurs constatent à propos des agressions sexuelles que, malgré « le polymorphisme clinique des conduites déviantes et l'infinie diversité des configurations psychopathologiques au sein desquelles ces conduites peuvent apparaître* », « *un point semble faire l'accord des experts : c'est le constat que ces troubles du comportement sexuel correspondent bien moins à des troubles de la sexualité proprement dits qu'à des tentatives de « solution défensive » par rapport à des angoisses majeures concernant le sentiment identitaire, elles-mêmes consécutives à des carences fondamentales de l'environnement primaire au cours de la petite enfance. ». Ainsi, si des troubles de la sexualité sont observés chez les auteurs de violences sexuelles – comme chez d'autres auteurs de violences – et peuvent être, à la demande du sujet, traités spécifiquement, ce type de traitement ne saurait se substituer à une approche psychothérapique, de quelque orientation qu'elle soit, et qui reste l'abord nécessaire de ces violences.* » (Delarue, 2018 : 8)

Ainsi, l'AICS peut être considéré comme patient à traiter, à accompagner, même s'il est et reste dans le déni du délit. Cela implique donc des compétences professionnelles toutes particulières. Entendre et écouter l'AICS ? Comment ? puisqu'il initie des soins en position de déni, de résistance et de contrainte ? Or, « *le déni n'est pas un obstacle au soin mais à la relation d'altérité* ». (Verschoot, 2015 : 156)

Si le déni est un des facteurs d'approche le plus compliqué dans ce soin, certains critères favorisants ont été identifiés. Malgré le déni, le thérapeute pourrait donc évaluer et en tout cas, prendre en compte les éléments suivants comme indicateurs favorables à une relation thérapeutique :

— Le soulagement de l'arrestation, interrompant ainsi ses agissements, même s'il ne les reconnait pas : « *une affirmation de soulagement lors de l'arrestation correspond effectivement à la prémisse d'une reconnaissance d'une souffrance interne face à un incontrôlable. Elle signe l'incapacité du sujet à faire face seul à un univers intérieur, qui, de par ce fait d'incontrôlabilité, est vécu comme dangereux* » (Ciavaldini, 2001 : 74) (pour lui) : le sujet perçoit donc un dysfonctionnement, même s'il ne peut le gérer, et donc, par l'arrestation, entre la tiercеté (pas encore l'altérité), qui crée un espace, une distance, positive,

— Le rapport à l'altérité sociale : par rapport au délit, au moment, et après, le sujet le plus dans un *souci de discrétion* (Ciavaldini) est plus favorable aux soins que celui qui est dans un échappement total au regard de l'autre, soit cacher pour éviter l'autre, plus que cacher pour oublier que cela a existé. En effet, le souci de discrétion vient marquer une part de représentation sociale, de place sociale du sujet, donc d'altérité, même si elle est défaillante. Par contre, se cacher totalement pour croire que cela n'a pas été, n'a pas existé, ne s'est pas produit, n'a rien à voir avec l'altérité, avec la tierceté, mais avec un manquement de soi à soi : le sujet ne perçoit plus ce qui a été effacé… :

• « *Le souci de discrétion indique qu'une part de ces sujets ont conscience du « hors normalité » de leur acte, à défaut de leur délictuosité* », (Ciavaldini, 2001 : 79)

• « *Échapper aux regards évoque la question de l'effacement du regard surmoïque intérieur. (…) il n'y a donc pas d'intériorisation suffisante des systèmes d'interdits et de limitation du moi. Dans ce cas, se protéger du regard des autres, c'est certes disparaitre de leur regard (« pas vu, pas pris ») mais c'est surtout montrer qu'en effaçant la perception du regard de l'autre sur soi, disparait en même temps tout fonctionnement de la Loi symbolique* », (Ciavaldini, 2001 : 79)

— La reconnaissance, même partielle, d'avoir infligé contrainte, violence, humiliation, est bivalente. Si, elle permet de reconnaitre la victime comme sujet, plus qu'objet, chose, ou inexistante, ce qui reflète une impression d'un rapport de l'AICS à l'altérité, c'est complexe car :

• « *La reconnaissance de l'humiliation par les agresseurs (…) nous indique (…) un déni des qualités subjectives de l'objet* », (Ciavaldini, 2001 : 82)

• « *Les hypothèses utilisant les notions d'emprise narcissique et de triomphe maniaque sont pertinentes pour appréhender psychiquement ce type d'organisation* ». (Ciavaldini, 2001 : 82)

Cette reconnaissance est donc plus un indicateur du profil de personnalité de l'AICS qu'un critère de qualité de réponse favorable au soin. C'est même l'indicateur que le soin sera, limité, vu la dimension psychique du sujet. Pourtant, d'après Ciavaldini, reconnaitre la contrainte, implique de reconnaitre qu'il existe une victime : il y aurait perception de l'autre, malgré l'autre, donc possibilité de représentation de l'autre, ce qui augurerait une possibilité thérapeutique.

Penser le déni, comme signe clinique a le bénéfice de donner une compréhension, de la position à adopter par le thérapeute, quitte à la réadapter par la suite.

Elément de réponse 4 :

Le thérapeute en soins avec un sujet AICS tente d'établir une carte psychique individuelle, sans limiter le champ d'investigation psychique.

D'après Frankl[16], le vide est le père de toute chose. Il explique que l'absence est « *Tout ce qui est, existe par le fait que spatialement, temporellement, et logiquement il se pose contre un vide non être. Et, il est déterminé pour ce qu'il est, en se définissant contre ce qui n'est pas le vide* ». En résumé, « *sans perception, pas d'existence* » (Ciavaldini, 2001 : 80) : le sujet n'est pas dans la représentation, l'approche symbolique, mais dans la perception. Comment rendre représentable, l'irreprésentabilité ? Comment rendre réel ce qui n'a pas existé ? Comment passer de la non perception (cela n'a pas eu lieu) à la perception, et à la représentabilité ? Comment rendre perceptible, dicible, l'inexistant souligné par le déni psychique, donc l'existant masqué par le déni.

[16] Mort en 1997, Victor Frankl fut formé par Freud, avec lequel il entretint une longue correspondance. Psychiatre et philosophe, il se détachera des trois écoles de Vienne – freudienne, adlérienne et jungienne – pour fonder la sienne : logothérapie. Viktor Frankl travaille sur la « recherche d'un sens à la vie, la Lutte contre le vide existentiel ».

En résumé, le premier travail du thérapeute, à partir de l'écoute de ces sujets, serait de rechercher la carte psychique du sujet, l'évaluer, pour ensuite tenter de traiter les sources de décompensations vers le délit.

Le thérapeute doit rester axé sur cette dynamique de soin et garder la place de soignant dans un contexte où le soin parait parfois utilisé comme une défense sociale : « *On peut ainsi définir l'objet actuel du suivi-socio judiciaire, comme ayant avant tout une finalité de défense sociale. Certains évoquent même dans ce contexte une « véritable religion du soin » qui se donne pour mission de contraindre les délinquants sexuels, mais aussi les délinquants dangereux et plus généralement violents, à « subir » une thérapie. Il semble ainsi aujourd'hui acquis que pèse sur les infractions sexuelles une forme de présomption de dangerosité de l'auteur. Pour ces derniers, la question n'est donc pas de savoir si un suivi va être mis en place mais quel type de suivi : suivi socio-judiciaire, surveillance judiciaire, surveillance de sureté, rétention de sureté ?* ». (Delarue, 2018 : 14)

Le thérapeute et la carte psychique de l'AICS ?

Il s'agit d'investiguer la psyché de l'autre, sans la traumatiser, sans rajouter une effraction supplémentaire. Cela nécessite donc d'une part, une compétence de thérapeute et d'autre part, sinon une ouverture à l'autre, du moins un accord à cette recherche, donné par l'AICS. Le fondement de la relation de soin de l'« accord du patient », est d'emblée impacté dans le soin sous contrainte. Comment être en relation de confiance dans un soin particulier ? Ce n'est pas le sujet de ce livre.

Par contre, l'investigation de la personnalité de l'AICS fait l'objet de nombreux écrits. Force est de constater la foultitude de fonctionnements, de dysfonctionnements, de structuration et déstructuration psychiques qui cohabitent dans les individus. Il s'agit donc d'identifier les capacités, aptitudes de l'AICS, en déni, et malgré le déni, ainsi que son organisation psychique, corrélée à son historialité et organisation de vie, et d'en discerner les facteurs potentialisant un agir de violence. Que se passe-t-il en lui, et autour, pour que l'agression se produise, et ne se stoppe pas avant ? Quelle contenance et quelle mouvance internes apparaissent ?

Comment appréhender les mécanismes internes de l'AICS ?

Ainsi, contrairement aux croyances, le déni n'est pas forcément un élément péjoratif significatif de récidive de l'AICS :

— « *La reconnaissance des faits par un condamné, le déni ou le peu de considération manifestée envers la victime ont longtemps été, ou sont encore parfois considérés à tort comme des facteurs de risque de récidive* ». (Delarue, 2018 : 50)

— « *Le déni, la minimisation ou la banalisation de l'acte criminel ne sont pas des marqueurs prédictifs du risque de récidive, tout comme « un manque de motivation [à s'inscrire dans une obligation de soin], et le manque d'empathie envers la victime ne constituent pas non plus un critère majorant le risque de récidive, ni la présence de problématiques psychologiques* », (Delarue, 2018 : 48)

— « *Classiquement, l'évaluation clinique s'attache à caractériser le positionnement du sujet par rapport aux actes commis, à la reconnaissance des faits, à sa motivation à s'inscrire dans une démarche de soins. Ces éléments ne sont pas à prendre en compte dans l'évaluation du risque de récidive : la validité prédictive de ces marqueurs est nulle. Il est même à noter que l'erreur consiste à identifier quelqu'un à risque alors qu'il ne l'est pas, ce que l'on appelle les faux positifs.* ». (Delarue, 2018 : 49)

Quels thèmes peuvent se discuter en entretien, autres que le déni du délit, et le délit lui-même, sachant que ce profil de patient aura une compétence à mettre en échec le soignant, les équipes accompagnantes ? : « *il est connu que certains patients, du fait de leurs mécanismes psychiques et de leur mode relationnel, peuvent mettre en échec qui du thérapeute, qui de l'équipe qui le prend en charge.* » (Delarue, 2018 : 22)

Dans le registre des thèmes psychiques évoqués, ceux-là sont figés et la première démarche consiste à les identifier :

— Peurs et angoisses, des autres :

• Peur des figures d'autorité, peur non pas du jugement et du rappel à l'ordre, mais de la supériorité qui ramène l'AICS à une infériorité, perception d'angoisse liée à la toute-puissance imaginaire de la figure d'autorité le ramenant à son impuissance personnelle : peur de l'écrasement…

• Peur de ne plus être, sentiment d'infériorité engendrant un besoin de reconnaissance,

• Peur de l'abandon, besoin d'appartenance, de dépendance,

— Dépendance aux autres, sans chercher à évoluer et ne supportant pas cette dépendance. Il s'agirait d'une « *dépendance à l'environnement externe* » (Ciavaldini, 2001 : 97) : le besoin de reconnaissance sociale (faire valoir associatif, professionnel…) prévaut à une reconnaissance personnelle, subjective, intégrable psychiquement,

— Non contrôle de soi, sans perception de culpabilité, intrinsèque, tout en ayant une adaptabilité au monde extérieur, un « *modelage de comportement par appui sur l'environnement externe* », (Ciavaldini, 2001 : 104)

— Des « *passions, envahissantes* », (Ciavaldini, 2001 : 100)

— Aptitude à la solitude, sans mouvement dépressif, sans mentalisation des évènements, sans mise en mouvement de la psyché à propos du délit : il n'y a pas d'exploitation de la solitude comme mouvement psychique, réorganisation, symbolisation…

— Addictions…

— L'inaptitude au rêve, l'activité onirique et son exploitation comme mentalisation.

L'exploration du vécu présent et passé, personnel, familial, social est importante et permet de contextualiser le sujet dans son histoire, ce qu'il en dit, ses perceptions. La discussion de ces thèmes avec l'AICS amène-t-elle à une position dépressive qui pourrait générer une évolution ? Cela est relatif à la capacité de mentalisation, d'élaboration du sujet, quel que soit le dispositif de soin mis en place, et la carte psychique alors identifiée.

Il est donc important d'identifier la carte psychique, et les capacités du sujet pour évaluer sa capacité de gestion du conflit, sachant que ce processus est complexe. En effet, l'évolution du conflit psychique parcourt aléatoirement plusieurs étapes :

— Le conflit (Polémos d'Héraclite).

— Le retournement : l'espace et le temps sont ouverts, l'être peut se retourner ou non, observer les changements, l'évolution, opposer les changements, les articuler dans la réalité présente,

— La représentation, capacité de symbolisation. On pense le moment, en étant détaché de la notion de temps et d'espace. Elle nécessite le retour aux sources, à une pensée archaïque, primaire,

— Le détachement, la séparation, qui ne sont pas forcément opposition,

— La pensée de la coupure (on passe à autre chose),

— L'articulation, la coordination,

— Le un multiple[17], (toute chose),

— La différence, mère de toute chose : la différence, en marquant une distance permet un lien « inaffectable » (sans affect), fondateur. La différence bien gérée permet donc de prolonger une continuité, une stabilité,

— La transcendance, étape ultime.

Ces passages clés ne sont pas linéaires. Toutefois toutes les étapes sont à vivre mais l'ordre importe peu. Le conflit est alors source d'évolution qui nécessite une permanence, stabilité, ajustement et un rythme idéique. Ces étapes sont l'absolu nécessaire pour accéder aux séparations plurielles que Stanley Milgram et d'autres ont tenté de décrypter, séparations nécessaires pour dépasser le conflit. Toutefois, la transcendance est extrêmement rare, on peut parler plutôt, à moindre effet, de dépassement, dans le sens détachement positif…

Elément de réponse 5 :

---

[17] Un visage est composé de tous les visages de sa famille, et des visages qu'il a eu dans sa vie, une ville est constituée de son histoire architecturale, ce qu'il en reste ce qu'il devient… Un est la puissance de l'ensemble, indénombrable, et est chaque élément de cet ensemble. (Voir Jenkins)

Le déni n'étant pas un marqueur négatif psychologique, mais une *défense du sujet*[18] (Delarue, 2018 : 52), le thérapeute est vigilant par rapport au déni, non pas par risque d'éveil de pulsion agressive du sujet, mais par risque d'effondrement psychique du sujet.

Ceci vient valider l'hypothèse.

Toute situation s'évalue et se réadapte. La question du déni et de mobilisation, démobilisation psychique reste donc ouverte et suspendue à la fois :

— À une nécessité de non fatalité du soignant qui est sensé croire en la possibilité de progrès du patient,

— À une possible irrémédiabilité du mur du déni dans le contexte thérapeutique.

Ce qui ouvre la discussion à l'approche thérapeutique, et notamment la justice restaurative, encore à ses balbutiements en France, et sans étude randomisée quant à son efficience, mais qui laisse l'espoir tant du côté des victimes que des AICS d'une mentalisation progressive, de l'évènement, par le biais de rencontres médiatisées : « *Depuis 2014, des programmes de*

---

[18] Delarue, 2018 : 52
« Certains auteurs, comme Coutanceau (81) indiquent que « l'accessibilité au suivi suppose un minimum de reconnaissance quant aux faits. On peut distinguer une reconnaissance totale ; une reconnaissance partielle, une reconnaissance indirecte ou implicite (...) ; une négation banalisante (...) ; une négation sthénique (...) ; une négation perverse (...). Seules les trois premières positions relèvent d'emblée d'un suivi médico-psychologique. (...) Toutefois, un groupe de parole est envisageable pour les sujets négateurs, dans un cadre médical ou psychocriminologique. » – Ainsi, « contrairement à la première école percevant le déni comme un frein majeur à la prise en charge, et amenant à des méthodes de confrontation directe qui mettent à mal l'alliance "thérapeutique" «, la deuxième appréhendera le déni comme un facteur de protection n'apparaissant pas comme un obstacle au traitement ».

justice restaurative ont été mis en place afin de participer à la réparation des victimes et à la prise de conscience des auteurs. Proposition 18 : Il serait utile de conduire des recherches-action sur les dispositifs de rencontre auteurs-victimes, afin d'en mesurer la pertinence, et d'en organiser le déploiement en opportunité. » (Delarue, 2018 : 52). Ce serait aussi prendre un risque majeur pour la victime, si le positionnement de l'AICS reste figé dans le déni, et, dans l'impulsivité…

Pour poursuivre ce questionnement et le transformer en discussion, il convient alors de le relativiser à l'expérience, par la rencontre de sujets AICS…

Abords cliniques

Questionnements

Pourquoi un AICS jugé, et condamné, continue-t-il à nier les faits ? Ce déni a des conséquences sur l'entourage, professionnel, et sûrement autre : les gens s'interrogent et ne comprennent pas cette attitude qui vaut lieu de rejet des faits, de la victime, pour qui cela rajoute de la souffrance à celle vécue au moment des faits et par la suite. Pourquoi et quel sens à ce déni pour l'AICS ?

Le postulat est que le déni est une défense, une protection psychique pour l'auteur. Dénier avoir commis un fait interdit et violent lui générerait une forme de préservation. Le déni est une défense psychique. Jusque-là, rien que de très connu en psychologie, que de postuler cela.

Le déni est-il total ou partiel ? Le déni est-il figé, définitif ou évolutif ? Comment gérer le déni en soins ? Comment en tant que soignant, faire avec ce déni ? L'accepter ? Le contredire ? Le manier ?

Selon, Catherine Jaffard[19], « *des modes de défense tels que le clivage et le déni d'une partie de la réalité sont à l'œuvre qui leur permettent de vivre en évacuant tout conflit. (...) Pour accéder à la zone clivée, le thérapeute est donc contraint à une démarche active* » (Jaffard, 2000 : 87). Or, cela s'avère particulièrement difficile puisque le sujet en déni n'admet pas

[19] Psychologue au SMPR de Bordeaux.

la différence de l'autre, à qui il impose son raisonnement[20] : l'autre n'a pas de pensée propre, il ne peut être autre, différent, il ne peut penser autrement, car il mettrait en danger le sujet en déni. Le rappel de la place de chacun, sujet et psy, est alors bénéfique.

Evaluer le mécanisme de défense…
Evaluation des mécanismes de défense

A ce stade, la question devient pratique : comment évaluer le déni dans la relation thérapeutique ?

Evaluer le déni revient à évaluer un mécanisme de défense, donc la question se pose d'abord de l'évaluation rationnelle du/ des mécanismes de défenses, avant d'évaluer en particulier le déni. Existe-t-il des échelles d'évaluation des mécanismes de défense[21] ? Les observations cliniques ont

---

[20] Verschoot, 2015, 45
« Par son exclusion de la différenciation, le déni génère un sentiment de fusion, source de confusion pour l'interlocuteur qui tarde souvent à percevoir que, là, où il croit être acteur dans un dialogue, il n'est en fait que le spectateur passif d'un monologue. Sa subjectivité n'existe pas dans le fonctionnement psychique de l'« empriseur ». Lorsqu'il parvient à se dégager pour penser à nouveau par lui-même, l'interlocuteur éprouve le déplaisant sentiment d'avoir été abusé, manipulé, et instrumentalisé. Ces éprouvés ne signifient nullement que l'« empriseur » était dans une intention consciente, volontaire, et délibérée de manipuler (…). Point de mensonge chez celui qui fonctionne dans le déni et l'emprise, mais une impossibilité psychique à accéder à la différenciation et à la séparation, du fait de l'angoisse d'anéantissement qui domine »

[21] On entend ici par mécanismes de défense, des processus inconscients économiques et protecteurs de la psyché. Dès 1896, Freud dans *Les psychonévroses de défense* développe ce concept comme fonctionnement réel sur une organisation interne, visant à protéger le Moi. En 1915, dans

permis de repérer des critères, des signes, des manifestations des mécanismes de défense, et donc d'étudier une méthode acceptable d'identification fiable, d'évaluation. Cela apporte une méthodologie pratique au thérapeute clinicien[22].

Métapsychologie, il reprend ce concept comme un mode d'organisation et de réaction du sujet vis-à-vis d'un réel insupportable, d'un mouvement pulsionnel débordant, ingérable. La pulsion interne dépasse la capacité de gestion du sujet, et il est débordé. Il s'en défend, il se défend. Ce qui ne l'empêche pas de passer à l'acte pour apaiser ses pulsions et ensuite de s'en défendre. Freud parle du refoulement. (1926, dans *Inhibition, symptôme et angoisse.* Anna Freud, (1936), Mélanie Klein (1921) et Bion (1962), (Bergeret, 1972 ; Kernberg, 1967), Vaillant (1971, 1992), continuent la recherche sur les mécanismes de défense.

[22] Berney, Roten, Söderström, Despland, 2009 : 133 à 144
Toutefois, auparavant, ces chercheurs sont parvenus à décliner des panels de mécanismes de défenses. « *A la suite des travaux de Vaillant (1971, 1992), Perry (1990) a développé son Echelle d'évaluation des mécanismes de défenses (Defense Mechanisms Rating Scales, DMRS), qui est actuellement l'instrument le plus utilisé et le plus reconnu dans le domaine de l'étude empirique des mécanismes de défense. Le DMRS comprend 28 défenses classées en 7 niveaux hiérarchiques en fonction de leur niveau d'adaptation, allant des défenses par l'agir, considérées comme les moins adaptatives, aux défenses dites de maturité, telles l'anticipation ou la répression. Pour des raisons liées à l'histoire du développement du DMRS, cet instrument ne comprend actuellement pas de mécanismes de défense psychotiques.* »

	Kernberg 1994	Vaillant 1992	Racamier 1976	Piasentin 2001	P-DMRS 2009
Dévitalisation/désanimation	X			X	(retrait autistique)
Animation	X			X	(retrait autistique)
Démontage/segmentation	X			X	(retrait autistique)
Encapsulement autistique	X			X	(retrait autistique)
Fusion	X			X	(retrait autistique)
Fragmentation	X			X	X
Déni psychotique		X		X	X
Distorsion		X		X	X
Projection délirante/psychotique		X		X	X
Constriction	X				
Hypocondrie	X				(DMRS : par l'agir)
Insanisation			X		
Identification introjective			X		
Identification projective			X		(DMRS : borderline)
Clivage/scission/scindage			X		(DMRS : borderline)
Retrait autistique					X

Les mécanismes de défense s'évaluent en quantité, et en qualité. Le quantitatif est majeur car la répétition vient démontrer un ancrage de fonctionnement. Le qualitatif ne vient pas marquer une problématique ancrée : chacun a une variété de mécanismes de défenses.

Les mécanismes de défense psychotiques, (Berney, Roten, Söderström, Despland, 2009 : 133 à 144)

Kernberg Vaillant Racamier Piasentin, P-DMRS 1994 1992 1976 2001 2009

Les 33 défenses du DMRS et du P-DMRS classées en 8 niveaux hiérarchiques :

Niveaux	Défenses
7.	*De maturité* Affiliation, altruisme, anticipation, humour, affirmation de soi, introspection, sublimation, répression
6.	*Obsessionnelles* Isolation, intellectualisation, annulation rétroactive
5.	*Autres névrotiques* Refoulement, dissociation, formation réactionnelle, déplacement
4.	*Narcissiques (distorsion mineure de l'image de soi et des autres)* Omnipotence, idéalisation de l'objet/de soi, dévalorisation de l'objet/de soi
3.	*Par le désaveu* Déni névrotique, projection, rationalisation, fantasmatisation autistique
2.	*Borderline (distorsion majeure de l'image de soi et des autres)* Clivage des représentations d'objet/de soi, identification projective
1.	*Par l'agir* Passage à l'acte, agressivité passive, hypocondrie
0.	*Psychotiques* Retrait autistique, fragmentation, déni psychotique, distorsion, projection psychotique

Le Defense Mechanisms Rating Scales (DMRS – échelles d'évaluation des mécanismes de défense) permet d'évaluer les défenses et la capacité d'adaptation du sujet. (Berney, Roten, Söderström, Despland, 2009 : 133 à 144

« Le P-DMRS. Le projet de construction et de validation du P-DMRS (Psychotic-Defense Mechanisms Rating Scales) est mené dans le cadre de l'Institut Universitaire de Psychothérapie de Lausanne (Pr Despland), en collaboration avec l'équipe du Pr Perry et du Pr Drapeau de l'Université McGill de Montréal. Notre groupe de travail comprend des experts dans le domaine de la psychose (Dr D. Söderström, Dr F. Gamma Van Appelghem,

Dr J. Schmid, Pr J.-N. Despland) et des experts dans l'utilisation du DMRS (Pr J.-N. Despland, Dr Y. de Roten, V. Beretta, Dr U. Kramer).

Le mécanisme de défense vient réaménager la réalité interne. Sa fonction est l'adaptation : rendre la réalité supportable et protéger la psyché d'un danger, d'un stress trop important. Le mécanisme de défense n'est pas fluctuant, variable, il est plutôt fixe et vient marquer une psychorigidité, mais il peut évoluer, lentement, mais aussi se réactiver.

Réussir à évaluer correctement le déni permet de mieux « comprendre » le patient, ou en tout cas, comprendre son fonctionnement interne et donc d'ajuster l'accompagnement thérapeutique. Cette échelle P DMRS, ne vient pas signifier que tout déni marque une structure psychotique mais elle est intéressante, car elle vient donner un éclairage sur certains mécanismes, automatismes : « *Le déni ou la projection psychotique se situent au dernier point défensif possible avant la désagrégation du moi. De plus, certains auteurs, dont Benedetti (1980), situent les symptômes psychotiques non comme des produits d'une transformation par le moi, mais comme l'expression directe du manque de transformation* » (Berney, Roten, Söderström, Despland, 2009 : 133 à 144).

Or, le déni est une limite entre la défense et un état. Ce ne serait pas qu'un mécanisme de défense. Ainsi, le suggère Odile Verschoot à propos de l'exemple de Kader :

— « *Le mécanisme de déni le protège de l'angoisse de mort, le prive parallèlement de toute appropriation subjective et l'éloigne inexorablement de toute possibilité relationnelle,*

— *(…) Sortir du déni serait une perte existentielle majeure, un péril narcissique trop dangereux pour sa survie psychique* », (Verschoot, 2015 : 55)

— « *(…) aliénation morbide. (…). Le mécanisme de déni ne relève pas du champ de la représentation mais de celui de son être même* ». (Verschoot, 2015 : 56)

Odile Verschoot précise bien que le déni est propre à chacun : son expression, à la fois similaire et différente, sous-tend une protection narcissique supplantant la faille narcissique. Le déni vient rassurer le sujet en déni qui se convainc lui-même : il est en boucle sur lui-même, sans jamais, se trouver.

Le déni se démontre par un refus du délit, refus des preuves et refus du Tiers : le tiers n'existe que pour asservir sa conviction d'innocence, et non pour discuter dans le réel. Cela s'apparente à un processus délirant, tout à fait construit, dans le discours, donc audible, et possiblement convaincant pour le tiers, sans être un délire.

Evaluation du déni

La question du déni soulève en parallèle la question du positionnement du thérapeute, de sa compétence et sa manière d'établir une relation, de soins, avec le patient. Donc, comment procéder quand le patient dénie les faits pour lesquels il a été condamné ?

Des outils de médiation, d'investigation, d'évaluation existent et offrent ainsi un guide d'entretien dans la relation thérapeutique. Cela permet d'établir une relation et d'approcher le fonctionnement psychique du patient et de connaitre ses capacités, et sa réceptivité aux soins.

Les outils suivants ont un intérêt pragmatique, rationnel, et professionnel pour la pratique toute particulière du soin auprès des AICS :

— Evaluer le mécanisme de défense selon le P DSMR,

— Discuter la situation de l'AICS en s'appuyant sur le QICPAAS[23],

— Evaluer le déni, selon *l'échelle du déni de Mc Kibben*[24].

Il s'agit d'adapter la posture, et la méthode dans l'alliance thérapeutique, sans en faire, une complicité psychique. Utiliser des outils de médiation va permettre de tenter d'identifier avec le patient, la chaine délictuelle, plus que le déni, et l'aménagement dysfonctionnel du patient. L'évaluation ne permet pas de faire une approche exhaustive du (dys) fonctionnement mais en donne une coloration. Elle ne doit pas exclure la discussion, bien au contraire.

Il s'agit d'évaluer, de décrire l'état psychique du patient au moins en début de soins, pour adapter le soin. Cela permet aussi d'évaluer son évolution dans le temps en retestant le sujet. Caractériser l'état interne, les mécanismes utilisés et répétés, permet de construire la représentation du fonctionnement, ou plutôt dysfonctionnement, et alors, de tenter de le rendre dynamique, voire fonctionnel, sans risquer une démarche, éducative, rééducative, qui se joue dans d'autres lieux d'accompagnements et de contenance. Il s'agit d'évaluer le sujet et aussi son tiers référent, qui semble inexister, mais qui existe inexorablement : « *La causalité psychique s'inscrit dans un ordre des causes qui prend appui sur le discours d'une Référence absolue, c'est-à-dire sur le Tiers en tant que tel, considéré comme principe causal garant de toutes les paroles comme de tous les actes humains.* » (Legendre, 1989 : 40).

---

[23] Questionnaire d'Évaluation Clinique pour les Auteurs d'Agressions Sexuelles, adultes, élaboré suite à une recherche dirigée par le psychiatre professeur Balier.

[24] André Mc Kibben, docteur en psychologie, Institut Philippe Pinel. Montréal.

Dans ce déni, l'évaluation, l'accompagnement du sujet de l'AICS, la famille est aussi à prendre en compte car le secret, les conflits de loyauté sont souvent présents, sur plusieurs générations. Les normes familiales diffèrent de la norme sociale, même si chacun est intégré dans la société : « *cet entourage est souvent « mis mal à l'aise » par l'énonciation des faits. L'évaluation du déni des faits et de sa fonction dans la famille est nécessaire. Les risques de rivalité entre loyauté envers le système familial et évolution personnelle avec les soins sont très présents. Cela peut aboutir à un cloisonnement entre la famille et l'équipe de soins, ce qui ne facilitera pas la démarche thérapeutique. Dans certains cas, le déni est présent sur des générations et les objectifs thérapeutiques devront en tenir compte.* » (Baron La forêt, 2000 : 127).

La famille peut donc être rencontrée pour évaluer l'état des liens, des blocages et des souffrances, selon des protocoles de rencontres bien clairs. Ces entretiens peuvent aussi amener « *la sédation de la souffrance familiale (…), permet la remise en fonction de l'appareil psychique familial et la respécification de liens familiaux dans un registre symbolique* ». (Savin, 2000 : 190, 191)

Evaluer le déni, modalité de défense, avec l'Echelle de Mac Kibben

Le déni a une valeur de défense puisqu'il empêche, protège le sujet de l'effondrement psychique. C'est donc à considérer, et respecter, même s'il revêt une violence dans l'anéantissement de l'altérité. Le déni comme processus défensif, a une fonction pour le sujet AICS en déni ainsi que dans la relation à l'autre, et dans la relation thérapeutique.

S'il n'y a plus de déni, que reste-t-il ? Le vide ? Le néant ? Le déni est une manifestation de la subjectivité du sujet, une manifestation bruyante de son incapacité à se réaliser, à réaliser, à se représenter le réel et lui-même, et le moi par rapport à l'autre.

Dès lors, sous quelles formes, à quels moments ce déni existe-t-il ? Comment le gérer, pour le thérapeute comme pour le sujet ? Comment l'évaluer ?

Il existe différentes échelles d'évaluation. Il est peu évident d'en choisir une, et encore moins, de savoir l'utiliser. Si le QICPASS, est un outil de médiation dans le travail thérapeutique, une évaluation plus précise du déni demeure nécessaire.

L'évaluation du déni se pratique au travers de l'outil de l'échelle de *Mac Kibben* (annexe 2) par des rencontres entre deux thérapeutes et un sujet AICS lors du premier entretien de soins pénalement ordonnés. Ces rencontres donnent lieu entre autres à l'initialisation de l'évaluation du déni, qui se poursuit lors d'autres entretiens (temps 0, 3 mois, 6 mois).

Les entretiens permettent de décider aussi l'orientation thérapeutique, à savoir, pouvoir proposer à l'AICS en déni, selon ses capacités :

— des entretiens en trinôme :

• De suivi,

• D'introspection,

• Avec outils de médiation en appui.

— des entretiens en groupe, pour aide à diffracter un déni réfractaire, et induire la rencontre à l'autre.

Discussions expertales
Eclairer le passage à l'acte au regard de la personnalité de l'auteur, ambition expertale

« La lecture d'un acte, quel qu'il soit, est toujours l'objet d'une grande complexité. Mais quand l'acte interfère avec le champ social et ses règles du vivre ensemble, ce qui est le cas de l'acte délinquant ou criminel, la complexité s'amplifie encore » (Ciavaldini, 2008 : 65)

Un soin contraint reviendrait à produire du soin. Produire du soin est l'inverse de rencontrer. Rencontrer, c'est entrer en relation, apprendre à se connaître réciproquement et suffisamment pour laisser la discussion advenir.

Le déni est un défi pour le thérapeute, qu'il ne doit surtout pas prendre comme tel. Pas de compétition dans la relation thérapeutique, mais de la contenance, de la digestion, et au mieux de l'introspection.

Les outils tels que QICPASS ou le jeu *Qu'en dit-on* peuvent aider à ouvrir la discussion et avancer dans la mise en mots des actes passés, à minima et au mieux, de parvenir à étayer cela d'une réflexion, mentalisation.

Cependant, rien n'est plus désarmant qu'un patient en déni, et le thérapeute oscille entre écoute, et parfois, solitude face au chaos innommable de la psyché du patient. La désorganisation ou sur-organisation psychique du patient peut générer un désarroi soignant qu'il convient d'identifier, non pas comme incompétence, mais comme signe projectif, transfert malmenant, donc fonctionnement de la relation thérapeutique. Mais cela peut mettre à mal le thérapeute, malgré sa formation.

Soigner dans le contexte du délit et déni de l'AICS s'avère d'emblée, très difficile. Le terme soigner est-il approprié ? Le curatif rejoint le sens de cure et care, dans le sens accompagner plus que guérir. Il s'agit donc de contribuer à accompagner le sujet, régulièrement, et de contenir, et identifier les facteurs favorisant le passage à l'acte, donc désamorcer le recours à l'acte et aider la souffrance, même déniée. Comme le dit Ciavaldini, *suivre n'est pas traiter* (Ciavaldini, 2000 : 150).

La stabilité psychique du soignant, et de la relation soignant/ soigné est donc un objectif important. Le soin est donc complexe mais doit rester dans une perspective positive, ce qui est une gageure particulière : « *La thérapeutique portera avant toute chose, on l'aura compris, sur l'instauration d'un narcissisme constructif, à partir de l'intérêt porté aux processus. Il s'agit d'une thérapeutique, certes difficile. Elle est possible dans tous les cas, pour peu que le sujet s'y prête, mais pour cela, il faut savoir faire naître la demande et ne pas attendre passivement quelque chose qui ne viendra jamais* » (Balier, 2000 : 14). Le sujet s'y prête-t-il ?

C Balier rappelle :

— De « *ne pas mobiliser l'angoisse en milieu ouvert de peur d'un nouveau recours à l'acte, comme on peut le faire en détention. En revanche, on se souciera davantage des garanties de protection* », (Balier, 2000 : 86)

— Les entretiens lors de l'enquête Ciavaldini / Girard-Khayat en 1999 ont généré la demande de traitement de la part de la moitié de ces AICS, mais, « *un certain nombre (...) se dérobent d'une manière ou d'une autre. Il convient cependant de ne pas renoncer définitivement. L'expérience montre que sous l'effet d'un cadre ayant quelque fonction bénéfique, où à l'occasion d'un changement personnel, les choses peuvent parfois changer* ». (Balier, 2000 : 95, 97, 102)

De quoi, tenter de rester constructif, et imaginatif malgré des sujets en résistance de soins, où la violence et la destructivité prime sur la subjectivité et l'altérité… dans la pathologie de l'agir[25] (Ciavaldini, 2000 : 110) : « *La position du thérapeute consistera à maintenir activement le sujet dans une position passive, et non pas en le passivant par l'édiction d'une règle fondamentale. Il s'agira d'une attitude active orientée dans le sens de « solliciter de la pensée » afin de la constituer. Solliciter activement de la pensée, c'est proposer au sujet de pouvoir se passiver dans ses actions pour parvenir à « régresser » vers une identité de pensée et non plus de perception* » (Ciavaldini, 2000 : 110).

Le déni et ses risques manipulatoires
Le déni peut-il manipuler le groupe ?

Le déni peut-il générer des mobilisations de groupes, surprenants, à l'inverse du « bon sens », (défense de l'agresseur plutôt que de la victime) ?

Les réactions groupales peuvent surprendre, et même abimer victimes et dénonciateurs. Des réactions destructrices du groupe s'activent sur celui qui délie la parole, les secrets. Autrement dit, il arrive qu'un groupe se « retourne » non contre l'accusé mais contre l'accusateur, le dénonciateur : « *le déni serait-il contagieux ? (…), les accusateurs sont traités de*

[25] *Ciavaldini, 2000 : 110*
« Ces sujets sont-ils engagés dans une économie du rendement maximal, sans temps mort ».

menteurs et la justice devient un persécuteur (...) on peut néanmoins s'interroger sur cette militance exacerbée et sur la part de déni partagé qu'elle sous-tend, (...). Il est souvent psychiquement plus rassurant de rejeter loin de soi « celui par qui le scandale arrive » que de voir toutes ses certitudes s'écrouler » (Verschoot, 2015 : 35, 36). Le groupe colle à l'AICS, psychiquement, il fait collusion.

Entendre ou éteindre la victime de l'AICS ?

Pour le groupe qui soutient l'AICS dans le déni, et se met en complicité, directe ou implicite, entendre la victime revient à abandonner et voir s'écrouler toute la confiance et le mode de vie jusqu'alors présents, et demande une aptitude à la remise en cause du fonctionnement et une capacité à recréer autrement le présent et le futur, une remise en question des relations, une interrogation des valeurs...

Or, Odile Verschoot éclaire ce process : « *le propre du déni est de faire l'impasse sur certains aspects de la réalité objective. Si une partie de cette réalité échappe totalement à la conscience de celui qui est dans le déni, comment pourrait-elle être perceptible par l'entourage ?* » (Verschoot, 2015 : 36). Il s'agit d'une différenciation impossible, le sujet en déni colle, il ne parvient pas à distancier son être et son agir, sa pensée, son désir et son agir fusionnent et l'agir surpasse le tout : « *ce mécanisme qui consiste à annuler toute différence dans une confusion Moi/non-Moi, et exclut le conflit inhérent à toute différenciation, découle du processus du déni. Impossible pour ceux qui fonctionnent ainsi d'envisager un autre point de vue que le leur, ils sont dans une certitude absolue que l'interlocuteur ressent comme eux* ». (Verschoot, 2015 : 42, 43).

Le déni peut-il manipuler le thérapeute ?

C'est un risque réel.

Le chaos masqué par le déni peut se révéler et amener un risque réel d'éclatement ou générer une position adhésive[26] qui colle l'AICS au thérapeute et inversement. Mme Van Lysbeth parle de *perception inconsciente de collusion* (Van Lysebeth, 2004 : 977) dans laquelle l'autre nous enchaîne. Ce phénomène consiste à s'identifier et coller psychiquement à l'autre, réveillant des souvenirs, empêchant le nécessaire « *sans mémoire et sans désir* », réactivant, « *les effets d'induction réciproque que la pensée de l'un produit chez l'autre* » (Vidlôcher, 2004 : 986).

Cette perception est complexe et se conscientise grâce au maillage d'équipe soignante.

Le déni est à respecter et à surveiller, à veiller, mais ne peut, en aucun cas, et surtout dans la relation thérapeutique, être contaminant et manipulatoire. La force de persuasion, de

---

[26]*Lafforgue, 2002 : 122*

« La position adhésive

Concept issu de L'infant observation d'Esther Bick et repris par Meltzer et les post-kleiniens, la position adhésive est un état de défense contre des angoisses archaïques d'absence de force liante des ressentis corporels qui fait que le sujet se colle aux objets, aux personnes, aux images, ou même aux pensées par opposition à être tenu à l'intérieur d'un contenant de pensée (…) si on n'a pas une peau psychique capable de représentation d'objets internes, de scénarios de conflits de base pour se tenir psychiquement, jouer, rêver, se faire peur et maîtriser les angoisses flottantes, on est vide de pensée et on subit le trou de noir de la psyché dont parlait Tustin. On s'écoule par tous les orifices du corps. L'adhésivité est la défense la plus archaïque face à l'absence de force liante du tonico-moteur et des sensations non mentalisées. On ne se tient pas si on n'est pas tenu dans les pensées. (…) La position adhésive est un moment archaïque de la maturation du psychisme du tout-petit qui cède progressivement quand l'enfant peut symboliser des représentations internes pour jouer des allers-retours entre les objets internes et les objets externes. »

conviction, de retournement de position de l'autre par le déni est un péril psychique et professionnel à éviter. Le thérapeute « fait avec » le déni pour discuter avec le patient. Il ne l'accepte pas mais le respecte en tant que défense. Il ne s'oppose pas mais reprend le contexte du déni. Il se fait dupe (Lacan) du déni pour traiter le sujet, sans pour autant le valider.

Le déni peut-il générer des séquelles chez les victimes, au-delà du traumatisme ?

Oui…

Ciavaldini parle en page 41 de la victime comme « *objet homomorphe au processus psychique* » (Ciavaldini, 2001 : 41). La victime n'est pas. Elle est utilisée par l'AICS, à l'identique, dans l'objectif d'abaisser l'excitation, comme un objet d'assouvissement sexuel, un être dénié. Ainsi en sera le déni, homomorphe, idoine, identique : les victimes seront niées, ou reconnues, de manière systématique et non pas personnelle, identifiée, séparée.

Le déni est donc un processus qui prolonge l'acte : il est irreprésentable, comme l'acte.

Donc avant de travailler le déni, encore faut-il travailler son existence. Il y a donc toute une chaine de représentabilité à aborder avec l'AICS (et le groupe qui le soutient…). En effet, « *l'état de l'agresseur au moment de son acte est parfois proche d'un état crépusculaire et pourtant toujours conscient ! Elle nous indique combien eux-mêmes sont en rupture avec leur propre humanité, mus uniquement par la quête que cela cesse. Objet externe dont on perçoit l'aspect dangereux qu'il recouvre, dans son potentiel d'excitation (« un poison »).* » (Ciavaldini, 2001 : 41)

Se distancier du déni

Comment passer de la répétition de l'acte, de la duplication des victimes comme objet, donc de l'homomorphisme psychique opérationnel de l'AICS à une différenciation ?

Le déni masque les terres polaires (« psyché froide »). Dans ce contexte de soins, accompagnants, la thérapie ne peut se baser sur le transfert mais sur la création de la relation. Une relation de soin, aidante mais non compatissante, cadrante mais non invasive. Il ne s'agit pas de recréer un contexte d'agression en poussant à l'introspection. Il s'agit de soulever des questions qui poussent le sujet vers ses propres questions. Il s'agit de réchauffer une psyché « congelée » … en partant du postulat qu'elle existe…

En effet, l'objectif d'introspection est ambitieux, peut être mieux vaut-il rester sur une approche des faits de manière différente : comment amener l'AICS à reconsidérer les faits, malgré le déni et faire évoluer son point de vue ?

En mathématiques, on considère qu'un même espace topologique peut être considéré géométriquement idoine, identique mais admis comme pourtant différent, c'est l'homéomorphisme. Alors, en relation thérapeutique, peut-on travailler le déni dans cette idée, afin de voir évoluer le point de vue de l'AICS sur le délit commis ?

Le déni s'homéomorphise. Le déni du délit peut évoluer, point de départ, ou point de passage d'un accès au sujet. Et peut-être que ce chemin se fait en travaillant d'autres points avec le sujet. Par contre, « *cette relation s'inscrit dans un cadre précis, dans lequel le thérapeute est appelé à faire preuve de sollicitude envers lui-même. Afin de se préserver et rester un objet externe, il est essentiel qu'il puisse travailler au sein d'une équipe* » (Jaffard, 2000 : 88). Ce cadre multiple (soin, justice, et pénitentiaire) permet de constituer un espace thérapeutique, un espace symbolique, qui n'enferme, paradoxalement, personne, dans la relation, puisqu'il y a existence de tiers. Ceci permet au thérapeute de tenir la position nécessaire de « *passif-réceptif et actif : passif dans la mesure où c'est le patient lui-même qui, en établissant des liaisons crée l'objet externe ; réceptif parce qu'il convient évidemment d'être attentif à ce travail et de ce fait donner un statut de sujet au patient. (Balier, 1996).* » (Jaffard, 2000 : 90)

La notion de tiers vient pare exciter l'*angoisse immaitrisable*[27] qui amène le patient à la destruction dans la « relation » duelle. Face à son vide, son néant, il trouve, enfin, un cadre fixe, clair, fiable, pour pouvoir répandre son angoisse, début d'évolution possible… Le cadre thérapeutique vient permettre au sujet de « tester » ses défenses, non plus sur une victime, mais sur un solide socle personnalisé par des êtres formés et non pas fermés et enfermés, ni enfermant, malgré le soin sous contrainte. Ceci a moins pour objectif de laisser les défenses du sujet, s'effondrer, pour se reconstruire autrement (dans l'idéal du soin…) que d'apaiser la souffrance pour la laisser s'identifier, se formuler. De fait, le patient trouve dans le cadre judiciaire, thérapeutique, voire pénitentiaire, des références méconnues qui ne sont plus ses critères de « *pathologie de la violence : la recherche de l'omnipotence, l'annulation de l'autre, l'emprise et le refus de séparation, le déni de la réalité qui est déni d'absence fondant l'altérité, le recours à la fétichisation, la*

---

[27] Ciavaldini, 2000 : 110
« *Les processus sous-jacents à la naissance du sens sont chez de tels sujets, agénésiés, inopérants* ».

crainte de la passivité qui ouvrirait le champ de la représentation de soi » (Balier, 2000 : 97). Le cadre vient alors contre balancer psychiquement l'absence de repères internes, qui poussent l'AICS à confronter son angoisse en externe et la transformer en violence : « *le patient se rend compte que les soignants ne sont pas détruits psychiquement, c'est-à-dire sidérés, neutralisés, chosifiés, par ses productions fantasmatiques. Il constate qu'ils restent bien vivants, en fonctionnant avec leur pensée, il pourra donc d'autant mieux partager de plus en plus avec eux ce monde fantasmatique angoissant.* » (Emeraud, 2000 : 137)

Le sujet AICS vient paralyser le thérapeute dans sa psyché, pour ne faire qu'un avec lui, éviter la séparation, et l'élaboration, la maturation. Si le thérapeute se laisse paralyser, cela est non constructif. Et pourtant, le thérapeute doit écouter, il sera paralysé par l'horreur ou le déni de l'horreur, ce qui fait de lui un être subjectif : cette paralysie, si elle est temporaire, vient signifier, dans le sens d'amener du sens, l'humanité, au sujet AICS.

De fait, l'humilité se concilie à la compétence pour savoir être adapté dans la relation thérapeutique. Ainsi, face à la destructivité franche ou insidieuse du patient, face au risque de *complicité du déni* (Ciavaldini, 2000 : 108), savoir être résistant résilient, écoutant mais non compliant, actif pacifique soignant et non passif activiste juge sont des positions relationnelles à travailler, ainsi que le rappel du respect de la place de chacun. Le positionnement thérapeutique, complexe, et cadré, se double d'une clarification régulière, rigoureuse de la place en tant qu'intervenant, modeste : « *parvenir à créer de la rencontre humaine avec ces patients centrés sur eux-mêmes dans un rejet flagrant de l'altérité est un véritable défi quotidien. Leur espérance féroce en un soin psychologique quasi-magique, devrait (les) réparer, est contredite par l'emprise dans laquelle ils musellent le thérapeute* » (Ciavaldini, 2000 : 108). Séparer pour réparer, dé-prise plutôt qu'emprise prévalent. Surprise plutôt que Sur-prise serait créatif.

Finalement, le thérapeute est un survivant. Il s'expose à « *des manœuvres de captages psychiques* » (Ciavaldini, 2000 : 108). Il doit survivre aux violences du sujet, se montrer et être indestructible pour que cette violence s'épuise au lieu de se répéter, et se transforme, et surtout, mieux, se comprenne, se digère, se symbolise, s'élabore… Survivre à l'AICS pour qu'il puisse se ré identifier, et identifier ses fonctionnements… : « *il faudra avant tout se préoccuper des pulsions de destruction et garder en mémoire la problématique fondamentale des comportements violents, à savoir la recherche par le sujet d'une toute puissance accompagnée d'une jouissance ayant valeur d'absolu pour compenser un traumatisme générant une menace d'effondrement.* » (Ciavaldini, 2000 : 112). Le soignant accepte l'exposition et « *l'investissement de l'inanité et l'insanité (Bayle, 1988) et l'acceptation de la confusion* » (Ciavaldini, 2000 : 112), mais il ne s'agit pas d'offrir son identité comme modèle remodélisant à l'AICS, car la problématique de l'AICS dépasse la notion d'identification[28],

---

[28] Emeraud, 2000 : 139

« *L'équipe peut plus aisément qu'un thérapeute isolé, éviter d'être entrainée dans la répétition mortifère que ceux-ci tendent à provoquer chez l'autre. Les périls sont nombreux :*

— Il s'agit d'éviter de réagir comme ont pu le faire le ou les parents réels ;

nécessitant l'accès à l'altérité et la subjectivité, ou en tout cas ne s'y suffit pas. Et, le soignant évite de se mettre en miroir de la toute-puissance et omnipotence de l'AICS, dans une position de sauveur tout puissant, décidant du cadre et de la relation thérapeutique, seul. Il évite aussi de faire *figurabilité* (Botella). Alors le thérapeute dans ces relations thérapeutiques, apprend à connaître son égo, et partager la relation avec d'autres professionnels pour éviter de se faire emporter dans le jugement, la complicité, la complaisance, le secret, biais qui peuvent se produire dans ces soins psychiques complexes et qui viennent faire barrage à l'évolution thérapeutique et favoriser, laisser exister le déni. Déni qui peut persister… ou évoluer…

Le thérapeute survit, les équipes survivent, en se sollicitant et faisant preuve de *« sollicitude à l'égard de soi-même. (Kernberg, 1971) »*. (Jaffard, 2000 : 94)

Biais de résultats
La littérature

Ce travail a été aidé par la littérature ciblée sur l'auteur de violence sexuelle. Il se base essentiellement sur les études

---

— Eviter d'être ce que nous ne voudrions pas être, enfermés dans les filets de phénomène d'identification projective ;
— Eviter les déchirures définitives entre nous, soignants, sous l'effet de phénomènes de clivage d'équipe, eux-mêmes le fruit des projections de la personnalité clivée de nos patients.
(…) Il est utile de préciser que, pour nous aider au repérage, à l'analyse et à la métabolisation de tout ce que nous vivons avec eux, y compris les effets sur nous de mécanismes de défense aussi archaïques que l'identification projective et le clivage, nous avons recours depuis de longues années au service d'un superviseur, analyste, extérieur à notre institution. »

menées par A Ciavaldini dont la restitution est faite dans le livre *Psychopathologies des agresseurs sexuels* (1999).

Cependant, un biais majeur apparait ici, car l'exploitation des données de ce livre se base sur des cohortes de patients reconnaissants tout ou partie du délit. Par mesure éthique, les patients dans le déni, et/ ou se clamant comme innocents, pouvaient librement ne pas poursuivre les entretiens de ce travail donc ne pas répondre aux outils d'enquête.

Par mesure supplémentaire, ils ont, même s'ils répondaient, été ôtés de l'investigation. Et au final, si l'investigateur précisait lui-même une « *conviction raisonnable d'innocence* » (Ciavaldini, 2001 : 208), le questionnaire était aussi non pris en compte. Ainsi, le déni n'est pas réellement abordé, puisqu'évité par mesure de précaution clinique, et éthique : ceci rend en partie caduque les résultats de ce travail.

Contrainte de paradigme, et limites

Le questionnement du thérapeute ne vient pas ici rappeler le DSM puisqu'il ne se construit pas sur un paradigme médical mais paramédical. Il n'y a donc pas de diagnostic posé, mais la recherche d'une posture professionnelle adaptée au suivi très spécifique des patients AICS. Il s'agit de mieux comprendre des mécanismes et des états liés au déni, et non pas d'en faire un raisonnement clinique, mais, un chemin clinique pour adapter le soin.

Ce travail permet une réflexion sur la posture professionnelle vis-à-vis de ce type de patient.

Ciavaldini, dit que « *ces sujets menacent l'identité psychique du thérapeute, et lorsque celle-ci est atteinte, l'éprouvé du thérapeute, sera au-delà de l'inquiétante étrangeté (De M Uzan, 1977) de lutter contre ce sentiment par une mobilisation de ses résistances narcissiques, manœuvre qui ne peut que rigidifier ses limites (Bayle, 1988) afin de les défendre* ». (Ciavaldini, 2000 : 110)

Le Soignant est donc résistant, et résilient.

La psychologisation

« *Proposition 17 : La lutte contre la récidive, se traduit principalement depuis la loi du 17 juin 1998 par le dispositif de suivi socio-judiciaire avec injonction de soins. (...) Lors de l'Audition publique, il a été relevé le risque de « psychologisation » excessive des prises en charge au détriment de la satisfaction des besoins socioéconomiques essentiels : obtention d'un emploi et d'un logement stable. Il convient de renforcer l'accompagnement social et socioéducatif dans le cadre de la prise en charge des auteurs de violences sexuelles* ». (Delarue, 2018 : 43)

Ainsi, la stabilité psychique recherchée pour le sujet AICS est améliorée par l'environnement familial, social, professionnel, et l'installation dans une vie quotidienne assez satisfaisante. Ce sont des facteurs propres à chaque être humain, qui sont aussi valables pour le sujet à traiter. Le côté psy ne peut donc être suprématiste par rapport au social.

De plus, dans le soin contraint, le patient dans une obligation de soin est obligé à la rencontre avec le psy. C'est une rencontre de contrainte, qui vient se rajouter au déni de l'infracteur. Cela peut donc rajouter un blocage, sur un déni.

La contrainte peut se répercuter négativement par une attitude défensive, dans la relation thérapeutique.

Enfin, chaque acteur doit savoir garder sa place, et laisser la place aux autres intervenants. Ceci fait l'objet de difficultés quotidiennes interprofessionnelles, ce qui ne sera pas traité ici. « *Comme le souligne Ciavaldini, la force du modèle de soin pour les auteurs de violences sexuelles repose sur la capacité des intervenants à mettre en œuvre une fonction d'intercontenance reposant sur un trépied d'inter partenariat entre les secteurs de la justice, du sanitaire et du social.* » (Delarue, 2018 : 74). La pluridisciplinarité reste donc le facteur favorable à l'accompagnement de l'AICS, et du côté de la thérapie, elle doit s'exprimer clairement et d'entrée, comme un contrat thérapeutique. Ainsi le formule, Christophe Sy-Quang-Ky, psychologue clinicien, dans le cadre du travail de l'association *Raisonance* : le contrat thérapeutique relève d'un « mode de relation au patient et à l'autorité :

— A la place de : « *Tout ce que vous me direz restera garanti par le secret médical ou secret professionnel, et donc protégé* »,

— S'instaure : « *Mettons-nous d'accord, en préalable, sur ce qui sera transmis à l'autorité dans le cadre des rapports réguliers* »,

— Et : « *Voici quelle sera mon attitude si dans le cadre de notre travail commun survient un événement qui me donne une certaine inquiétude* » (Sy Quang Ky, 2008 : 3).

Biais majeur : la subjectivité et l'implication

De la subjectivité

Essayer de rester neutre, ne pas faire transparaître d'à priori, ne pas avoir de fascination (dans le sens manque de distance) pour la psychopathologie, cette position interne est probablement nécessaire pour travailler dans cette spécialité, qui suscite de grands questionnements, un grand intérêt, et un important besoin de compréhension.

Cet ouvrage reste bien sûr confronté à un biais décrit par Chantal Eymard (Eymard, 2003 : 28) : *« la subjectivité du chercheur est considérée comme un biais qu'il ne peut totalement maîtriser »*. Ce travail reste donc confronté à une subjectivité relativisée, rationnalisée.

De la distanciation du Moi du thérapeute

Parvenir à travailler sur ce thème et auprès de ce public nécessite de se détacher, passer d'une subjectivité réelle ou imaginaire, possible du soignant, à une subjectivité sémantique soit donner et faire sens. Transformation d'un processus de peur, d'incompréhension, en compréhension de ce qu'il vient signifier.

Cette position soulève la nécessité de revisiter notre propre inconscient et d'apprécier le détachement : *« la psychanalyse dénouait en moi peu à peu les « liens de servitude », surtout ceux qui, comme pour tout un chacun, me liaient à ceux que j'aimais. Défaire les liens et en même temps rendre possibles les relations. Tâche infiniment délicate de l'analyse »* … (Balmary, 1986 : 45)

Evolutions

Freud espéra à moment donné prouver l'existence d'une pulsion pacificatrice innée : « *A l'origine, le moi embrasse tout* » (Freud, 1930 : 103). Ainsi, l'individu serait apte à tout tolérer, tout accepter spontanément. En effet, les pulsions primitives seraient des traces conservées psychiquement de réflexes ontologiques pouvant ressurgir et percer le bouclier formé par la culture. Mais ces pulsions pouvaient être d'attaque ou de défense, ou de natures pacifistes.

Il y aurait des sujets aptes à la sérénité, ou en tous cas aptes à dissocier les pulsions problématiques pour s'en différencier…

Le paradigme d'agressivité naturelle en l'homme se renverse alors pour stipuler que chaque être nait pacifiste et ne devient défensif ou attaquant qu'à l'issue de souffrances subies. Ce sont les affres de la vie qui forgent des ruptures et des refus. Tout est un, comme disait Héraclite, soit que tout sujet est continuité et ne se divise qu'au fil des épreuves de la vie. Les clivages ne seraient que les effets produits d'une somme de vécus douloureux transformés en mécanisme de défense. Et ce qui serait de l'ordre de la pulsion pacificatrice, serait ce qui se joue dans le Taoïsme, soit qu'un point unique, ou un trait serait le point de départ et d'arrivée, le processus du bonheur, de paix intérieure et extérieure. En clair, le Moi initial serait lien et non coupure.

Pourtant, le déni du délit met à l'épreuve le thérapeute dans cette foi de pacification !

Ce livre a pour objectif de faire mieux comprendre le fonctionnement des AICS, plus précisément sur l'accompagnement thérapeutique dans ce contexte.

Il démontre la nécessité d'être formé à ce soin complexe.

L'accompagnement des AICS est un besoin social, qui relève également de la prévention en partie, par et grâce au suivi thérapeutique. Ce sont donc des besoins réels.

Les explicitations des processus des dysfonctionnements psychiques et comportementaux éclairent largement le champ professionnel pour améliorer l'attitude thérapeutique.

Cet ouvrage démontre aussi la difficulté de ces accompagnements thérapeutiques, tout en rassurant sur la nécessité et l'existence d'équipes, spécialisées.

La rencontre à la théorie sur l'AICS est difficile mais nécessaire. Elle permet de mieux comprendre et expliciter l'AICS et ses prises en charge dans le triptyque socio-judiciaire, pénitentiaire, thérapeutique. Elle permet d'ouvrir les portes de la compréhension du fonctionnement judiciaire de ces suivis.

Le soignant doit être un résistant, résilient, tout en refusant la toute-puissance de la position de soignant souvent rencontrée en soins classiques. Ce profil de soignant nécessite donc une bonne connaissance de soi, et de ses limites, et un égo mesuré, une fluidité psychique face à la mise à l'épreuve du thérapeute que crée l'AICS, d'autant plus si ce dernier est dans le déni.

Peu de soignants se confrontent à ces théories, et ces patients. Et une fois dans cette filière très spécifique du soin, la question de l'abandon de cette pratique professionnelle est soulevée : le besoin de formation et de compréhension du professionnel se heurte au miroir destructeur que l'AICS peut procurer.

Toutefois, la persévérance est souvent présente chez le soignant.

Persévérance…

Un travail de positionnement agit donc et fait évoluer la pratique professionnelle.

Pratique professionnelle extrêmement constructive mais parfois difficile psychiquement : mobilisant les vécus et les ressources, elle se confronte à la réalité du terrain professionnel, générant une frustration et peut être, disons-le, un soulagement (sensation de manque de légitimité, ou peur de ne pouvoir être suffisamment « à la hauteur » de ces soins… ? Principe d'économie psychique ?), mais surtout une perplexité…

Peut-être est-ce l'effet de la sidération du thérapeute dont parle Ciavaldini : *« La rencontre clinique de tels sujets provoque plus souvent qu'à son tour un trouble, un éprouvé de faseyement de notre écoute, voire une sidération. (…) Ces sujets nous confrontent à une castration dans le processus psychique, c'est cela qui paralyse, qui sidère. (…) Cela est d'autant plus vrai qu'une fois quittée l'enceinte professionnelle, peuvent revenir des éprouvés, des images, reliquats des mots énoncés par le délinquant, décrivant ses actes sexuels. Autant d'éléments qui peuvent revenir dans les rêves et qui fonctionnent comme des restes traumatiques de l'entretien, des séquestres à l'intérieur de la psyché du soignant »* (Ciavaldini, 2000 : 107, 108). Le soignant va donc se traumatiser à la place de l'AICS, ce qui est un risque et un réel danger. Ce processus peut ainsi se ralentir, ou se dialoguer grâce au travail en équipe.

Sans équipe, cet exercice professionnel se révèle donc risqué, et nécessite l'accompagnement par un superviseur ?

Enfin, la nécessité de se former reste évidente pour cette spécialité de soins, complété du désir de prévenir plus que de soigner, ce genre de délits. Soigner les AICS, c'est éviter de futures victimes.

Le doute persiste quant à la curabilité de ces sujets.

Mais la rencontre d'experts, praticiens, et les écrits des experts, démontrent que ce doute est inhérent à la fonction, et se double d'une foi dans le métier, la vocation du soin. Ce doute laisse, entretient un espace psychique, probablement thérapeutique, pour le soignant lui-même et lui permet de gérer l'humilité et l'égo.

Dernière question tacite

Soigner ce genre de sujet relève-t-il d'une position masochiste de la part du soignant ? : « *passivation impossible, passivité effrayante engageant le sujet dans une conduite d'activité forcenée amène à reformuler la question du début : comment d'une position de thérapeute psychodynamicien, amener le patient sexuellement violent à être sujet de son acte, quand on sait que la passivation a un rôle clé dans la subjectivation ?* » (Ciavaldini, 2000 : 110).

Ainsi, comme le dit Sophie Baron Laforêt[29], le thérapeute peut se retrouver dans une « *place volontiers persécutive, (…), il faut éviter une victimisation par le thérapeute (Baron Laforêt, 2000 : 126)* », *même si* « *la destructivité à laquelle nous avons à faire face dans la prise en charge de ces patients dans le déni d'altérité est psychique et non physique* » (Verschoot, 2015 : 148).

---

[29] Sophie Baron Laforêt est psychiatre des hôpitaux, Perpignan

Alors, aller se confronter à l'horreur relève-t-il d'une position sacrificielle ou d'une fascination pour la pulsion de mort, ou d'un enfermement dans une position personnelle masochiste ?

La position masochiste, qui nécessite l'existence d'un autre qui vient faire mal, donc là l'AICS qui vient paralyser, est dangereuse d'autant qu'elle est activée fréquemment par l'AICS dans la relation thérapeutique[30]. Ce sont là encore des biais à éviter : la fascination pour la pulsion de mort n'a aucune utilité sauf à permettre une compréhension des procès psychiques de l'AICS mais doit avoir fait l'objet d'un deuil pour le soignant. De même, le sacrifice et le mythe du sauveur, idéaux du soignant qui débute, doivent avoir été abandonnés au profit d'une position apaisée et réaliste.

Si la relation se pervertie par le transfert de l'AICS dans cette relation d'une manière sadique / masochiste, cela est un danger. Mais, n'est-ce pas un fait fréquent dont la position de paralysie, va protéger le thérapeute, perlaborant ceci également avec l'équipe de soins ?

Ainsi le thérapeute spécialiste de l'AICS peut faire dupe de la position masochiste, temporairement, tout en posant d'emblée le cadre thérapeutique. C'est alors une nouvelle accroche pour l'AICS qui est juste une approche pour le thérapeute qui active le sujet AICS pour ensuite le positionner psychiquement dans le maillage qui lui a été imposé, triptyque socio-judiciaire, pénitentiaire,

---

[30] Verschoot, 2015 : 149
« Soigner le déni d'altérité doit en passer par l'acceptation des mécanismes d'emprise (absorption) et le sentiment déplaisant de se sentit manipuler, mais aussi par celle d'être l'objet de l'agressivité et de la destructivité (exclusion) ».

thérapeutique. Ainsi, l'accessibilité aux soins peut se créer… par le tiers pluriel…

Selon Ciavaldini, « *le thérapeute se trouve donc face à l'impossibilité de se laisser aller à une régression formelle permettant la figuration du matériel, l'utilisation de sa sexualité infantile en son refoulement comme réserve de figurabilité n'est plus possible, dès lors toute idée mutative au niveau psychique ne peut être qu'abandonnée laissant la voie ouverte à la pulsation de fond qu'est la répétition dans sa violence la plus originelle, avec le fantasme d'inaccessibilité aux soins qui peut alors envahir le thérapeute* » (Ciavaldini, 2000 : 109).

Ainsi, le questionnement du début du livre se conclue ici : le sujet AICS, même dans le déni, serait accessible aux soins. Comme le précisent souvent Balier et Ciavaldini, cela dépendra éminemment de la compétence et du désir du thérapeute… mais pas seulement…

On ne peut donc, dans le soin contraint, contraindre le thérapeute…

Conclusion

Un thérapeute bien expérimenté ne peut s'appuyer sur sa connaissance de la psychopathologie usuelle pour accompagner un patient AICS. Des savoirs théoriques construits sur l'expérience de praticiens / chercheurs sont utilisables dans ce contexte très particulier. Le soin est à la fois, le même, car l'AICS est un patient, et différent, car la réalité de l'AICS peut être annoncée comme différente de la réalité de la victime et de la réalité judiciaire (accusation, preuve, condamnation, du délit). La connaissance des mécanismes de défense est nécessaire… Ceux du sujet AICS, et ceux des thérapeutes…

Conclure sur le déni est une gageure impossible. Le déni est plutôt un mystère pour lequel le sujet et les soignants vont être chercheurs. Comprendre comment l'acteur de délit ne s'en dit pas l'auteur était une question majeure en début de travail. Mais, les théories du traumatisme éclairent bien ce mécanisme de défense psychique, amenant à mieux envisager la possibilité thérapeutique, et donc, la relation thérapeutique qui était la question de fond : comment engager une relation réelle avec un sujet dans l'irréel ?

Il en résulte que le thérapeute ne peut se défaire du Tiers, dans la relation au sujet AICS en déni. Au contraire, le tiers est autant dissous dans le déni qu'il doit exister dans le cadre thérapeutique. C'est par le tiers que la part d'humanité du sujet peut émerger et dépasser le déni.

Le thérapeute travaille donc en soins complexes et se défait des présupposés savoirs du sachant, super-sachant de la position acquise théoriquement et souvent projeté sur lui. Par le déni, il est lui-même en perpétuel déménagement de place psychique tout en gardant stable l'aménagement thérapeutique, l'aménagement pluriel du cadre d'accompagnement.

Si la victime survit au délit, puis au déni, si l'AICS dénie le délit par lequel il survit, le thérapeute dans le cadre thérapeutique vient faire Tiers dans ces liaisons impossibles, destructrices. En y survivant, il démontre la créativité au-delà de la destructivité. Il fait la preuve de l'altérité.

Ecrit en avril 2020

Abstract

Comment peut-on soigner un sujet AICS dans le déni ? Quel est le positionnement du soignant ? Autant de questions dérangeantes pour les soignants, face à un sujet en déni en cas d'infraction à caractère sexuel (AICS). La réflexion cherche à mieux définir le déni, et le sens qu'il revêt pour le sujet AICS. Il s'agit de comprendre la position thérapeutique constructive dans ce type de relation de soins. Ces soins spécialisés, ne s'improvisent pas... et viennent questionner la formation, la compétence, la posture, la légitimité, et l'éthique professionnelle. A travers les lectures des experts tels Balier, Ciavaldini, Verschoot, ces questionnements complexes s'éclairent.

How can we treat an AICS subject in denial? What is the position of the carer ? These are disturbing questions, faced with a subject in denial in case of a sexual offence (AICS). This work and intellectual reasoning invite us to define more fully the denial, and the significance and meaning for the AICS. It's about understanding the constructive therapeutic position in that kind of care relationship. This specialized care, must not be improvised ... It interviews nursing training, competence, posture, legitimacy, and professional ethics. Through the readings of experts such as Balier, Ciavaldini, Verschoot, these complex matters brighten up.

Bibliographie

Livres et publications

Balier Claude

- 2000, *Eléments pour la mise en forme des processus thérapeutiques*, in Claude Balier, André Ciavaldini, *Agressions sexuelles : pathologies, suivis thérapeutiques et cadre judiciaire*, Masson, Paris, 248 pages, page 95, 97, 101, 102
- 2000, *Introduction à la thérapeutique*, in Claude Balier, André Ciavaldini, *Agressions sexuelles : pathologies, suivis thérapeutiques et cadre judiciaire*, Masson, Paris, 248 pages, page 85, 86
- 2000, *Psychopathologie des agresseurs sexuels selon un modèle psychanalytique*, in Claude Balier, André Ciavaldini, *Agressions sexuelles : pathologies, suivis thérapeutiques et cadre judiciaire*, Masson, Paris, 248 pages, page 14

Balmary Marie, 1986, *Le sacrifice interdit / Freud et la Bible*, éditions Livre de poche, Paris, 344 pages, page 45.

Baron Laforêt Sophie

- 2008, *Eléments pour la mise en forme des éléments thérapeutiques, in Psychocriminologie, clinique, prise en charge, expertise, article Les auteurs de violence sexuelle*, Dunod, Paris, 445 pages, page 101
- 2000, *Pratiques thérapeutiques en milieu carcéral*, in Claude Balier, André Ciavaldini, *Agressions sexuelles :*

pathologies, suivis thérapeutiques et cadre judiciaire, Masson, Paris, 248 pages, page 126, 127

Ciavaldini André

- 2000, *Attitudes psychiques du soignant dans la pratique thérapeutique,* in Claude Balier, André Ciavaldini, *Agressions sexuelles : pathologies, suivis thérapeutiques et cadre judiciaire,* Masson, Paris, 248 pages, page 107, 108, 109, 110, 112
- 2008, *Psychocriminologie, Nouvelles cliniques de passage à l'acte et nouvelles prises en charge thérapeutiques*, Dunod, Paris, 445 pages, page.
- 2001, *Psychopathologies des agresseurs sexuels,* Masson, Paris, 255 pages, page 31, 32, 33, 34, 35, 41, 63, 65, 68, 69, 70, 71, 73, 74, 79, 80, 82, 97, 100, 104, 208
- 2000, *Prise en charge thérapeutique du pédophile en milieu ouvert,* in Claude Balier, André Ciavaldini, *Agressions sexuelles : pathologies, suivis thérapeutiques et cadre judiciaire*, Masson, Paris, 248 pages, page 150

Delarue, JM. et al., 2018, *Auteurs de violences sexuelles : prévention, évaluation, prise en charge. Rapport de la Commission d'audition du 17 juin 2018,* FFCRIAVS (Fédération Française des Centres Ressources pour les Intervenants auprès des Auteurs de Violences Sexuelles), Paris : Audition Publique, 14-15 juin 2018, 100 pages, page 8, 14, 22, 43, 48, 49, 52, 74

Deschacht JM, P Genuit, 2000, *Femmes agresseuses sexuelles en France,* in Claude Balier, André Ciavaldini, *Agressions sexuelles : pathologies, suivis thérapeutiques et cadre judiciaire*, Masson, Paris, 248 pages, page 53

Emeraud PY, 2000, *Travail en équipe en SMPR dans le traitement des auteurs d'agressions sexuelles, in Claude Balier, André Ciavaldini, Agressions sexuelles : pathologies, suivis thérapeutiques et cadre judiciaire,* Masson, Paris, 248 pages, page 137, 139

Eymard Chantal, 2003, Initiation à la Recherche en soins et santé, éditions Lamarre, Paris, 237 pages, page 28.

Freud Sigmund, 1930/2010, *Anthropologie de la guerre, Malaise dans la civilisation*, Fayard, page 103

HAS, 2009, « *Recommandations de bonnes pratiques, Prise en charge des auteurs d'agression sexuelle à l'encontre de mineurs de moins de 15 ans* », 37 pages, page 4

Jaffard C, 2000, *Relation d'étayage*, in Claude Balier, André Ciavaldini, *Agressions sexuelles : pathologies, suivis thérapeutiques et cadre judiciaire*, Masson, Paris, 248 pages, page 87, 88, 90, 94

Kant Emmanuel, 1788, *Critique de la raison pratique.*

Lafforgue Pierre, 2002, *La pratique corporelle de la théorie dans la psychose, Sous la direction de Pierre Delion, Corps, psychose et institution*, Erès, page 122

Legendre Pierre, 1989/ 2005, *Le crime du caporal Lortie, Traité sur le père, Leçons 8*, Flammarion, page 40

Monpezat Etienne, sous la dictée de Jean Brissé Saint Macary, 1975, *1m 34*, éditions Julliard, Paris, 1975, 214 pages, page 26, 27, 28

Nasio JD, 2010, *Introduction à la topologie de Lacan, éditions* Payot, Paris, 104 pages, page 79.

Paturet Jean Bernard

• 2009, *Au-delà de Freud, Essai de polémologie freudienne, une culture de l'extermination,* Cerf, page 23
• 1990, *Introduction philosophique à l'œuvre de Freud,* Erès, page 46
• 2009, *Au-delà de Freud », Essai de polémologie freudienne, une culture de l'extermination* Cerf, page 50
• 2004, *La psychanalyse « à coups de marteau »,* Erès, page 21

Savin Bernard
• 2000, *Sujets auteurs d'inceste,* in Claude Balier, André Ciavaldini, *Agressions sexuelles : pathologies, suivis thérapeutiques et cadre judiciaire,* Masson, Paris, 248 pages, page 30, 32
• 2000, *Entretiens thérapeutiques familiaux,* in Claude Balier, André Ciavaldini, *Agressions sexuelles : pathologies, suivis thérapeutiques et cadre judiciaire,* Masson, Paris, 248 pages, page 190, 191

Senon Jean Louis, Cyril Manzanera, 2008, *Psychocriminologie, L'expertise psychiatrique pénale,* Dunod, Paris, 445 pages, page 155

Moulin V, LM Villerbu, 2008, *Psychocriminologie, Examen médico psychologique des auteurs,* Dunod, Paris, 445 pages, page 181

Van Lysebeth-Ledent Michèle (2004), *L'empathie et ses dérives, Revue française de psychanalyse, tome LXVIII L'empathie,* PUF, page 977

Verschoot Odile, 2015, *Du déni au crime,* Imago, Paris, 166 pages, page 14, 16, 19, 28, 34, 35, 36, 42, 43,55, 56, 79, 136, 148, 156, 162

Vidlôcher Daniel, 2004, *Dissection de l'empathie, Revue française de psychanalyse, tome LXVIII L'empathie*, PUF, page 986

Webographie

Berney Sylvie, Yves de Roten, Dag Söderström, Jean-Nicolas Despland, 2009, in *Psychothérapies* 2009/3 (Vol. 29), pages 133 à 144, *L'étude des mécanismes de défense psychotiques : un outil pour la recherche en psychothérapie psychanalytique, Introduction.*
Mis en ligne sur Cairn.info le 01/08/2009
Consulté le 19/02/2020

Roussillon René, 2002, *Décomposition clinique du sadisme, Revue française de psychanalyse* 2002/4 (Vol. 66), pages 1167 à 1180, chapitre 11, 19, 28, 32, 42,
Mis en ligne sur *https://www.cairn.info/revue-francaise-de-psychanalyse-2002-4-page-1167.htm.*
Consulté le 6 janvier 2020

Sy Quang Ky Christophe, 2008, psychologue clinicien CH Mont de Marsan, *De la complicité des dénis (Ciavaldini) au déni de complicités dans l'abord des violences sexuelles*, 3 pages, page 3,
Mis en ligne sur *Raisonance.net*
Consulté le 7 février 2020

Annexes

Annexe 1
Echelle SOARS

Evaluation du déni et minimisation des AICS : la SOARS (Sex Offender Acceptance of Responsibility Scales), septembre 20th, 2017

SOARS (Peacock, 2000) vise à évaluer dans quelle mesure le délinquant accepte la responsabilité de ses infractions sexuelles. Les scores varient de 0 à 32 pour la sous-échelle Acceptation de l'infraction sexuelle (8 éléments) ; de 0 à 24 pour la sous-échelle Justifications de l'infraction sexuelle (6 éléments) ; de 0 à 32 pour la sous-échelle Acceptation de la planification de l'infraction (8 éléments) ; de 0 à 32 pour la sous-échelle Acceptation des intérêts sexuels (8 éléments) ; de 0 à 32 pour la sous-échelle Acceptation de la souffrance provoquée sur la victime (8 éléments) ; de 0 à 32 pour la sous-échelle Motivation à changer (8 éléments). Plus les scores sont élevés, plus le délinquant accepte la responsabilité de ses actes.

Instructions Encerclez le chiffre qui correspond à votre opinion sur chaque affirmation.

0= Entièrement en désaccord 1= Légèrement d'accord 2= Passablement d'accord 3= Plutôt d'accord 4=Entièrement d'accord.

1. Je veux en apprendre davantage sur la maîtrise de mon comportement sexuel.	0- 1-2-3-4
2. Par le passé, mon comportement sexuel m'a poussé à enfreindre la loi.	0- 1-2-3-4
3. J'ai causé beaucoup de tort aux victimes des infractions sexuelles que j'ai commises.	0- 1-2-3-4
4. J'ai commis des infractions sexuelles parce que je me sentais mal dans ma peau.	0- 1-2-3-4
5. Je n'ai certainement jamais prévu commettre une infraction sexuelle.	0- 1-2-3-4
6. C'est moi la vraie victime de la situation actuelle.	0- 1-2-3-4
7. Je sais déjà que je ne commettrai jamais une autre infraction sexuelle.	0- 1-2-3-4
8. Avant de passer aux actes, j'avais déjà pensé commettre une infraction sexuelle.	0- 1-2-3-4
9. Je n'aurais pas commis une infraction sexuelle si je n'avais pas été si en colère à ce moment-là.	0- 1-2-3-4
10. Je dois reconnaître que j'ai commis une infraction sexuelle.	0- 1-2-3-4
11. Je peux régler mes problèmes moi-même.	0- 1-2-3-4
12. Les infractions sexuelles que j'ai commises ont vraiment perturbé mes victimes.	0- 1-2-3-4

13. Je me surprends parfois à penser au sexe.	0- 1-2-3-4
14. J'avais des pensées ou des fantasmes sexuels qui m'ont poussé à commettre une infraction sexuelle.	0- 1-2-3-4
15. J'ai commis une infraction sexuelle parce que j'étais très malade à ce moment-là.	0- 1-2-3-4
16. Mon infraction sexuelle n'était pas préméditée.	0- 1-2-3-4
17. Je sais que je n'ai commis aucune infraction sexuelle.	0- 1-2-3-4
18. Habituellement, les victimes d'infractions sexuelles exagèrent le récit de leur agression pour empirer la situation du délinquant.	0- 1-2-3-4
19. Je pense qu'il me reste des choses à apprendre sur la maîtrise de mon comportement sexuel.	0- 1-2-3-4
20. Regarder quelqu'un se déshabiller pourrait m'exciter.	0- 1-2-3-4
21. J'ai commis une infraction sexuelle parce que personne n'a pris mes problèmes au sérieux.	0- 1-2-3-4
22. Honnêtement, je ne crois pas être un délinquant sexuel.	0- 1-2-3-4
23. Les victimes des infractions sexuelles que j'ai commises s'en sont remises rapidement.	0- 1-2-3-4

24. Je peux devenir excité en pensant au sexe.	0-1-2-3-4
25. Ce n'est pas comme si je voulais commettre une infraction sexuelle.	0-1-2-3-4
26. Si les faits avaient été relatés correctement, je n'aurais pas été accusé d'avoir commis une infraction sexuelle.	0-1-2-3-4
27. Je ne sais vraiment pas si j'ai un problème d'ordre sexuel à régler.	0-1-2-3-4
28. Je suis responsable du fait que mes victimes ont éprouvé de nombreux problèmes en raison des infractions sexuelles que j'ai commises.	0-1-2-3-4
29. Je ne pourrais jamais devenir excité sexuellement rien qu'à penser à quelqu'un d'attirant.	0-1-2-3-4
30. J'ai commis une infraction sexuelle parce que quelqu'un m'a excité.	0-1-2-3-4
31. Je sais que mon comportement sexuel n'est pas normal.	0-1-2-3-4
32. Parfois j'ai de la difficulté à gérer mes problèmes, mais je fais des efforts.	0-1-2-3-4
33. Je ne pourrais jamais devenir excité sexuellement en voyant une photo d'une personne nue.	0-1-2-3-4

34. Je fais en sorte qu'il soit possible pour moi de commettre des infractions sexuelles.	0-1-2-3-4
35. J'ai commis une infraction sexuelle parce que quelqu'un m'a mis en colère.	0-1-2-3-4
36. Les infractions sexuelles que j'ai commises n'ont pas fait de mal à personne.	0-1-2-3-4
37. Avant de passer aux actes, je n'avais jamais pensé à commettre une infraction sexuelle.	0-1-2-3-4
38. J'ai imaginé comment ce serait d'avoir des relations sexuelles avec quelqu'un.	0-1-2-3-4
39. J'ai commis des infractions sexuelles parce que je consommais de l'alcool ou des drogues à ce moment-là.	0-1-2-3-4
40. Je sais déjà tout ce que je dois faire pour faire en sorte de ne plus jamais commettre une infraction sexuelle.	0-1-2-3-4
41. Mon comportement sexuel n'a pas fait mal aux victimes des infractions sexuelles que j'ai commises.	0-1-2-3-4
42. J'ai un problème de comportement sexuel, et j'ai encore besoin d'aide pour le régler.	0-1-2-3-4
43. Je ne pourrais jamais devenir excité sexuellement en regardant un film.	0-1-2-3-4

44. J'étais totalement incapable de me maîtriser lorsque j'ai commis les infractions sexuelles.	0-1-2-3-4
45. Je sais que je suis un délinquant sexuel.	0-1-2-3-4
46. Lorsque je rencontre quelqu'un de mon goût, je ne pense pas à avoir des relations sexuelles avec lui/elle.	0-1-2-3-4
47. Avant de commettre une infraction sexuelle, j'avais des pensées ou des fantasmes à cet effet.	0-1-2-3-4
48. J'ai commis une infraction sexuelle parce que je ne pouvais pas composer avec mes problèmes.	0-1-2-3-4
49. Mon comportement sexuel n'a jamais nui à personne d'autre que moi.	0-1-2-3-4
50. Je n'aurais pas commis d'infractions sexuelles si les victimes avaient agi différemment.	0-1-2-3-4
51. Les infractions sexuelles que j'ai commises ont causé de nombreux problèmes à mes victimes.	0-1-2-3-4
52. Selon la loi, j'ai commis une infraction sexuelle, mais d'où je viens, ce genre de comportement est commun.	0-1-2-3-4
53. Mes victimes sont à blâmer en partie pour les infractions sexuelles que j'ai commises.	0-1-2-3-4

Annexe 2
Echelle de *Mac Kibben*

(Transmise par l'équipe CRIAVS Perpignan en mars 2020)

Evaluation du Déni / minimisation

André Mc KIBBEN Institut Philippe Pinel. Montréal.

« Le déni est une stratégie employée dans les premiers temps de la confrontation à la justice ou au traitement afin d'éviter des conséquences indésirables.

Il pourrait inclure des distorsions cognitives dont la fonction serait de maintenir des croyances irrationnelles. Le déni serait alors une palette d'explications visant à réduire sa responsabilité et à renforcer ses distorsions cognitives. »

- 1. Les faits relatifs au délit
- 2. La responsabilité par rapport au délit.
- 3. Fantaisies sexuelles déviantes.
- 4. Conséquences sur les victimes.
- 5. Les problèmes dans leur vie.
- 6. Le besoin de traitement.

Chaque point est décrit avec cinq niveaux de cotation.

1. Les faits relatifs au délit

1. Le patient nie globalement les faits relatifs au délit consignés au dossier.

2. Le patient ne nie pas les faits, mais il nie l'intention sexuelle déviante (ex. : « a touché la victime pour la soigner,

la laver », etc. ou il dit ne pas se souvenir des événements en admettant qu'ils soient possiblement survenus.

3. Le patient reconnaît les faits et l'intention, mais un écart important subsiste quant au nombre de victimes, le degré de génitalisation, le niveau de violence, etc.

4. Un écart léger subsiste quant aux mêmes éléments.

5. Le patient reconnaît globalement les faits ou admet spontanément des délits non judiciarisés.

2. La responsabilité par rapport au délit

1. Le patient nie toute responsabilité par rapport à son ou ses délits. Elle est massivement attribuée à l'extérieur de lui-même (la victime, un état d'intoxication au moment du délit, les agressions sexuelles subies durant l'enfance, etc.).

2. Le patient admet une responsabilité réduite pour certains de ses délits (ex. il aurait pu résister aux « avances » de l'enfant, il plaide « l'accident », les circonstances, l'erreur, l'écart de conduite. etc.)

3. Le patient admet une responsabilité réduite pour la majorité des délits.

4. Le patient admet avoir pris des initiatives dans la commission du ou des délits. Il admet avoir été actif, s'être placé en situation de le commettre, mais une certaine ambivalence persiste quant au délit lui-même, décrit comme un dérapage (ex. : « il ne voulait pas aller aussi loin, la situation lui a échappé, il a perdu le contrôle de ses pulsions »).

5. Le patient se reconnaît un rôle actif dans toutes les phases du délit (identification, séduction, contrôle ou Intimidation de la victime, etc.), incluant les actes sexuels proprement dits. La responsabilité n'est pas projetée à l'extérieur de lui-même.

3. Fantaisies sexuelles déviantes

1. Le patient dit n'avoir jamais éprouvé de fantaisies déviantes et/ou de fantaisies associées à son délit. Pour expliquer le délit, le patient peut alléguer une certaine « curiosité » ou l'attitude de la victime qui a provoqué cette « réaction » chez lui, l'a conduit à se méprendre, etc.

2. Le patient reconnaît la présence de fantaisies associées à son délit, mais il les décrit comme un facteur négligeable n'ayant pu mener à un délit (ex. : « beaucoup d'hommes ont des fantasmes comme ça ») ou encore, elles sont égosyntoniques.

3. Le patient dit que la réprobation sociale à l'égard de ces comportements est inappropriée, qu'il ne va jamais plus loin que les victimes ne le désirent, etc. Le patient dit avoir eu des fantaisies déviantes, elles sont perçues comme un « problème », mais, selon le patient, elles sont limitées dans le temps ou à une seule personne ou à un nombre restreint de personnes (« c'était seulement cet enfant-là qui m'attirait, Il avait quelque chose…, moi, il faut que je m'attache aux enfants pour que… »).

4. Le patient admet chez lui la présence de fantaisies récurrentes, mais il les décrit comme ponctuelles. Leur apparition peut sembler liée à des périodes de crise dans sa vie, aux circonstances, à la présence d'enfants, etc., mais il ne perçoit pas le fil conducteur (le fait qu'elles soient inhérentes à son fonctionnement psychologique).

5. Les fantaisies déviantes sont présentées comme un élément significatif, un facteur contributif au délit. Le patient les considère comme inhérentes, intimement liées à son fonctionnement psychologique habituel, une tendance, etc.

4. Conséquences sur les victimes

1. Le patient estime que la victime n'a subi aucune conséquence néfaste (ex. elle aimait ça, je l'ai revue au procès, elle n'était pas affectée du tout », etc.)

2. La victime a subi quelques conséquences néfastes, mais le patient dit ne pas en être responsable (ex : « ce sont les réactions des parents ou le processus judiciaire qui en sont responsables »).

3. Le patient estime que la victime a pu subir quelques conséquences, Mais elles sont légères et/ou de courte durée (ex. : « elle a pu avoir peur ou paniquer au moment du délit, mais pas après »), mais le patient s'attribue, au moins partiellement, la responsabilité.

4. Le patient reconnaît que la victime ait eu à subir des conséquences à long terme quant aux délits commis. Il est capable de nommer quelques-unes de ces conséquences (angoisse, peur, méfiance, difficultés sexuelles, etc.).

5. Le patient généralise les conséquences de son comportement. Il reconnaît ainsi les conséquences de son délit sur la victime, sur les proches et amis de la victime, sur sa propre famille, ses amis, etc.

5. Les problèmes dans leur vie.

1. Le patient dit n'avoir aucun problème, aucun malaise ou déficit dans quelque domaine que ce soit.

2. Le patient ne sait pas s'il a un ou des problèmes, il ne peut en Identifier, mais Il dit croire que ce soit possible (ex. : « si J'al fait quelque chose comme ça, je dois bien avoir des problèmes, etc. »).

3. Le patient Identifie quelques problèmes, mais son engagement est plutôt superficiel. Les problèmes Identifiés

sont plutôt banals ou leur signification est banalisée, l'importance réelle en est réduite. Le patient peut aussi Identifier une série de problèmes, mais Il désire surtout être pris en charge, il recherche principalement de l'attention, etc.

4. Le patient reconnaît avoir des problèmes dans une sphère particulière (ex. : alcoolisme, pulsions sexuelles, etc.), mais il minimise par rapport aux autres sphères dans sa vie.

5. Le patient reconnaît avoir des problèmes dans plusieurs sphères de sa vie.

6. Le besoin de traitement.

1. Le patient dit qu'il n'a pas besoin de traitement.

2. Le patient ne demande pas ouvertement un traitement, mais s'y soumettra si les évaluateurs lui disent qu'il en a besoin. Son attitude est plutôt passive. Il veut « comprendre » son comportement sans se remettre vraiment en question.

3. Le patient a des attentes magiques par rapport au traitement. Il se dit motivé à suivre un traitement, mais il est particulièrement centré sur les résultats qu'il anticipe, non sur le processus, les enjeux, ses malaises, etc.

4. Le patient désire un traitement par rapport à une sphère spécifique (ex : alcoolisme), mais minimise par rapport, aux autres sphères de son fonctionnement.

5. Le patient demande ouvertement un traitement et reconnaît que plusieurs sphères de son fonctionnement sont conflictuelles.

Table des matières

www.ingramcontent.com/pod-product-compliance
Lightning Source LLC
LaVergne TN
LVHW100148061126
851857LV00010B/295
* 9 7 8 2 4 1 4 5 1 2 6 4 5 *